U0629503

护士执业资格考试记忆掌中宝

编　写　护士执业资格考试研究专家组

编　者　（以姓氏笔画为序）

王　浩　　王雪丽　　王清明

王翠霞　　韦毅华　　卢瑞华

齐彩芝　　李　林　　李　娟

杨　刚　　杨秀芳　　杨晓琴

吴苗君　　吴春虎　　何艳新

谷兴坤　　宋俊霞　　陈　玮

陈　萍　　陈　翠　　陈世君

陈思凡　　陈聪意　　姜　英

姜　海　　顾连强　　董浩磊

全国护士执业资格考试

视频课程授权码

使用方法〔请严格按照以下顺序操作〕：
1. 微信扫描二维码，关注阿虎医考服务号，进入服务号点击"图书增值"。
2. 填写注册信息及课程授权码，领取课程。
3. 然后下载并登录阿虎医考APP，进入"网校课程"。
4. 点击右上角"我的课程"图标观看课程学习。

技术支持电话：010–86464504

科学出版社

科　学　出　版　社

北　京

内容简介

本书按照护士执业资格考试最新考试大纲的要求，在分析总结历年考试的命题规律后精心编写而成。全书在编写结构上分为高频考点和经典试题两个部分，高频考点部分提取考试中的要点、难点、易考点，内容描述精练，对需要重点记忆的知识点用波浪线的形式加以突出，关键词以黑体表示。经典试题部分对本章节的重要考点做了试题举例，通过试题帮助考生更好地掌握考点，及时有效地检查和反馈复习成果，强化考生记忆，从而把握考试要求。两个部分的内容结合在一起，既紧扣考试大纲，全面而有重点地把握考试的命题方向，又掌握重要的考试要求和考试细节，体现了护士执业考试的出题思路和风格，是护士考生复习应考的必备辅导书。

图书在版编目（CIP）数据

护士执业资格考试记忆掌中宝／护士执业资格考试研究专家组编写. —北京：科学出版社，2018.1
全国护士执业资格考试推荐辅导用书
ISBN 978-7-03-055989-0

Ⅰ. 护… Ⅱ. 护… Ⅲ. 护士-资格考试-自学参考资料 Ⅳ. R192.6

中国版本图书馆 CIP 数据核字（2017）第 312895 号

责任编辑：王海燕 纳 琨 ／ 责任校对：韩 杨
责任印制：赵 博 ／ 封面设计：吴朝洪

科学出版社 出版
北京东黄城根北街 16 号
邮政编码：100717
http://www.sciencep.com

三河市荣展印务有限公司 印刷
科学出版社发行 各地新华书店经销

*

2018 年 1 月第 二 版　　开本：787×1092　1/32
2018 年 9 月第二次印刷　　印张：10
字数：266 000
定价：38.00元
（如有印装质量问题，我社负责调换）

出版说明

《护士执业资格考试办法》（以下简称《考试办法》）经卫生部、人力资源和社会保障部联合审议通过，自2010年7月1日起施行。《考试办法》是现行护士执业资格考试重要的政策依据，对护士执业资格考试做出了以下规定：

国家护士执业资格考试是评价申请护士执业资格者是否具备执业所必需的护理专业知识与工作能力的考试。

护士执业资格考试实行国家统一考试制度。统一考试大纲，统一命题，统一合格标准。考试成绩合格者，可申请护士执业注册。

护士执业资格考试原则上每年举行一次，具体考试日期在举行考试3个月前向社会公布。

在中等职业学校、高等学校完成国务院教育主管部门和国务院卫生主管部门规定的普通全日制3年以上的护理、助产专业课程学习，包括在教学、综合医院完成8个月以上护理临床实习，并取得相应学历证书的，可以申请参加护士执业资格考试。

申请人为在校应届毕业生的，应当持有所在学校出具的应届毕业生毕业证明，到学校所在地的考点报名。学校可以为本校应届毕业生办理集体报名手续。申请人为非应届毕业生的，可以选择到人事档案所在地报名。

护士执业资格考试包括专业实务和实践能力两个科目，一次考试通过两个科目为考试成绩合格。

护士执业资格考试成绩于考试结束后45个工作日内公布。

考生成绩单由报名考点发给考生。

军队有关部门负责军队人员参加全国护士执业资格考试的报名、成绩发布等工作。

为了让考生扎实掌握护士执业资格考试大纲要求的知识，顺利通过考试，我社出版了系列护士执业资格考试辅导图书，供考生根据自身情况选择。

1. 护士执业资格考试科学护考急救包
2. 护士执业资格考试应试指导与历年考点串讲
3. 护士执业资格考试同步练习及解析
4. 护士执业资格考试记忆掌中宝
5. 护士执业资格考试模拟试卷及解析
6. 护士执业资格考试考前冲刺必做

科学出版社医学考试中心团队由原人民军医出版社医学考试中心的骨干核心力量组成。经过十余年的努力，我们在全国护士执业资格考试、全国卫生专业技术资格考试、国家医师资格考试、国家执业药师资格考试等医学考试用书的策划、出版及培训方面积累了宝贵的理论和实践经验，取得了较好的成绩，得到了考生的一致好评。我们将秉承"军医版"图书一贯的优良传统和优良作风，并将科学出版社"高层次、高水平、高质量"和"严肃、严密、严格"的"三高三严"的要求贯彻到图书的编写、出版过程，继续为考生提供更好、更高标准的服务。

《护士执业资格考试科学护考急救包》是护考培训权威教材，是原"军医版"图书的延续与升华。通过对考点的精准分析、讲解，结合应试指导教材与同步练习试题、模拟试卷及网络培训课程，帮助考生透彻理解考试重点，助力考生顺利通过护士考试。

该系列护考图书对知识点的把握非常准，众多考生参加考试之后对图书的质量给予了高度认可；考生通过考试之后的无比欣喜和对我们出版工作的由衷感谢、支持，是鼓励我们不断努力把考试产品做得更好的不竭动力。

由于编写时间紧、难度大，书中的不足之处，恳请读者批评指正。

关注微信公众号，更多免费题库

目　录

第一章　基础护理知识和技能

第一节　护理程序

高频考点

1. **护理程序**　一种有计划、系统而科学的护理工作方法。

2. **步骤**

（1）护理评估：<u>是护理程序的第一步，是护理程序的基础。</u>

①资料分类:主观资料指服务对象对自己健康状况的认知和体验。<u>主观资料指服务对象对自己健康状况的认知和体验。客观资料指检查者通过观察、体格检查和实验室检查等方法获得的有关服务对象健康状况的资料。</u>

②资料来源：<u>直接来源与最佳来源是病人。</u>

③资料类型：<u>心理社会资料包括服务对象的心理感受、就业状态、近期有无重大生活事件等。</u>

④收集资料的方法：<u>交谈（是收集主观资料的最主要方法）、观察、健康评估、查阅资料。</u>

⑤记录原则:记录资料时应遵循**全面、客观、准确、及时**的原则。

（2）护理诊断

①分类:现存的护理诊断;潜在的护理诊断,如"有……的危险";健康的护理诊断,如"……**有效**";综合的护理诊断,如"……综合征"。

②组成：由名称、定义、诊断依据和相关因素四部分组成。

③陈述结构：包括健康问题（P），即护理诊断的名称；症状或体征（S）；原因（E）。陈述方式为 PSE 公式。

④合作性问题:潜在并发症是经护士直接采取措施可以解决的问题属于护理诊断,需要护士与其他人员共同合作解决的属于合作性问题,陈述方式是"潜在并发症:……"

（3）护理计划

①护理诊断的排序：<u>排序顺序分为**首优问题**（对生命威胁最大，需要立即解决的问题）、**中优问题**、**次优问题**。</u>

②确定预期目标：短期目标：短时（少于7天）能达到的目标。

③制订护理措施：**独立性护理措施**（不依赖医嘱，独立完成）、**合作性护理措施**（与其他医务人员合作完成）、**依赖性护理措施**（执行医嘱）。

（4）护理实施，按规操作。

（5）护理评价：<u>护理评价过程贯穿于护理程序的始终。</u>

3．护理病案的书写　护理计划单。PIO格式：①P，病人健康问题；②I，护理措施；③O，护理效果。

经典试题

以下资料属于主观资料的是（E）

 A．P120次/分，心慌、气短   B．心慌、脉搏细弱

 C．P120次/分，BP70/46mmHg D．心慌、口唇发绀

 E．心慌、气短、疲乏

第二节　护士的职业防护

高频考点

标准预防即<u>视所有病人的血液、体液、分泌物及排泄物等都具有潜在的传染性</u>，接触时均应采取防护措施。

1．**职业损伤危险因素**

（1）生物性因素：<u>影响护理职业安全最常见的职业性有害因素</u>。主要为**细菌**和**病毒**。

（2）化学性因素：常用消毒剂；化疗药物；<u>体温计漏出的汞</u>。

（3）物理性因素：<u>锐器伤是最常见的职业性有害因素之一</u>，其中最常见、危害性最大的是**乙型肝炎、丙型肝炎和艾滋病**。

2．主要防护措施

（1）洗手：护士在接触病人前后，无论是否戴手套都要洗手。

（2）防护用物的使用

①戴手套：接触病人血液、体液时；手部皮肤如有破损必须戴双层手套；手套破损后应立即更换。

②戴口罩或护目镜：在处理病人的血液、分泌物及体液等有可能溅出的操作时。

③穿隔离衣：在身体有可能被血液、体液、分泌物污染，或进行特殊手术时。

（3）锐器伤的防护

①预防措施：避免用手直接传递锐器和接触医疗废物；使用后的锐器应直接放入耐刺、无渗漏的锐器盒内。抽吸药液后立即用单手套上针帽。禁止用双手分离污染的针头和注射器；禁止双手回套针帽；发生锐器伤后，立即做好局部处理。

②应急处理流程：立即用手由伤口的近心端向远心端挤出伤口的血液，但禁止在伤口局部挤压或按压，以免产生虹吸现象，并在流动水下反复冲洗。采用生理盐水反复冲洗皮肤或暴露的黏膜处。用 75%乙醇或 0.5%碘伏消毒伤口，并包扎。

（4）负重伤的防护：保持正确的工作姿势；定时变换体位。站立时让双下肢轮流支撑，工作间歇可尽量抬高下肢，穿弹力袜等。

经典试题

某护士被锐器划伤了手指，不妥的处理方法是（C）

　　A．用 0.5%碘伏消毒伤口，并包扎

　　B．用 75%乙醇消毒伤口，并包扎

　　C．从伤口的远心端向近心端挤压

　　D．及时填写锐器伤登记表

　　E．用肥皂水彻底清洗伤口

第三节　医院和住院环境

高频考点

一、概述

1. 医院的任务　以医疗工作为中心。

2. 医院的种类　分为三级十等。

（1）一级医院：乡镇卫生院、社区医院。

（2）二级医院：一般的市、县医院和直辖市的区级医院。

（3）三级医院：省、市级大医院和医学院校的附属医院。

二、门诊部

1. 门诊的护理工作

（1）先预检分诊后指导病人挂号就诊。

（2）如病人为高热、剧痛、呼吸困难等，安排提前就诊或送急诊。对年老体弱、危重病人可适当调整就诊顺序。

（3）传染病或疑似传染病病人，分诊到隔离门诊。

2. 急诊的护理工作

（1）预检分诊。

（2）抢救

①急救物品："五定"：定数量品种、定点安置、定人保管、定期消毒灭菌及检查维修，急救物品完好率为100%。

②配合抢救：抢救时如为口头遗嘱，护士需向医生复述一遍，双方确认无误后方可执行；抢救完毕后请医生及时补写医嘱。急救药品空安瓿经两人查对后方可弃去。输液瓶、输血袋用后统一放置，以便查对。

（3）留观室：留观时间一般为3～7天。

三、病区

1. 病区的环境管理

（1）空间：病床之间的距离不得少于1m。

（2）温度：18～22℃，婴儿室、手术室、产房等为22～24℃。

（3）湿度：50%～60%。

（4）通风：30分钟。

（5）噪声："四轻"，即说话轻，走路轻，操作轻，关门轻。

（6）医院的管理环境着重强调医院的**规章制度**。

2．铺床法

（1）备用床

①目的：保持病室整洁，准备接收新病人。

②枕头开口背门。

（2）暂空床：供新住院病人或暂时离床病人使用。

（3）麻醉床

①目的：接收和护理麻醉手术后的病人；避免床上用物被污染，便于更换。

②重要步骤：腹部手术将橡胶单和中单铺在床中部，下肢手术可铺在床尾，非全麻手术患者，只需在床中部铺橡胶单和中单。

（4）卧床病人更换床单法：保持病人的清洁；预防压疮。

经典试题

硬膜外麻醉下行胃大部切除术的病人，其麻醉床的正确铺法是（D）

A．橡胶中单和中单铺于床中部和床头

B．橡胶中单和中单铺于床中部和床尾

C．橡胶中单和中单铺于床头和床尾

D．橡胶中单和中单铺于床中部

E．橡胶中单和中单铺于床头

第四节　入院和出院病人的护理

高频考点

1．入院病人的护理

（1）住院处的护理

①持**住院证**办理入院手续。

②实施卫生处置，急、危、重症病人可酌情免浴。

③不应停止必要的治疗，如输液、给氧等。危重病人先

护送其入病房再补办入院手续。

（2）护士接住院处通知后，铺暂空床；危、重病人安置在危重病室；急诊病人铺麻醉床。

①一般病人的护理：迎接新病人至指定床位，做自我介绍。通知医生诊查病人。测量并记录生命体征、体重和身高。建立住院病历，填写有关护理表格。介绍病区环境、制度、设备的使用方法。执行入院医嘱及给予紧急护理措施。

②急诊病人的入院护理：通知医生，接到住院处电话后立即通知医生做好抢救准备。准备急救药物和急救设备。将病人安置在危重病室或抢救室。观察病情变化，配合救治，并做好护理记录。

（3）分级护理：见表1-1。

表1-1　分级护理

护理级别	适用对象	护理内容
特级护理	病情危重 大面积灼伤 大手术后	24小时护理
一级护理	需要严格卧床 生活完全不能自理 生活部分自理，病情随时变化	每1小时巡视病人一次，观察病情及生命体征变化
二级护理	病情稳定，生活部分自理	每2小时巡视病人一次，观察病情
三级护理	完全自理	每3小时巡视病人一次，观察病情

2．出院病人的护理

（1）病人出院前的护理：根据医生开写的出院医嘱，通知出院。

①自动出院的病人应在出院医嘱上注明"自动出院"，并要求病人或家属签名认可。

②征求病人的意见。

③收到**出院证**后护送病人出院。

（2）病人出院当日的护理：**执行出院医嘱。**

①停止医嘱，用红笔在执行卡片或有关表格单上填写"出院"，注明日期并签名。

②按医嘱处方领取药物交病人带回。

③在体温单 40～42℃横线之间用**红钢笔纵行填写**出院时间。

（3）病人出院后的处理

①床垫、床褥等用紫外线灯照射消毒或日光下暴晒。

②传染性疾病病人离院后,需按传染病终末消毒法进行处理。

3．运送病人法

（1）轮椅运送法：放置轮椅使椅背与床尾平齐，椅面朝向床头，将轮椅止动，翻起脚踏板。病人下轮椅时，先将轮椅制动。过门槛时，跷起前轮；下坡时，嘱病人抓紧扶手。

（2）平车运送法：目的：运送不能起床的病人。步骤如下。

①**挪动法：**床上可配合的病人。

②**一人搬运法：**用于上肢活动自如，体重较轻的病人。

③**两人/三人搬运法：**适用于不能活动，体重超重的病人。

④**四人搬运法：**适用于**颈椎、腰椎骨折**和病情较重的病人。

（3）注意事项

①保持输液、引流管道通畅。

②推行中，护士应位于病人头部，平车小轮端在前，上、下坡时，病人头部应位于高处。

③骨折病人，应有木板垫于平车上，并将骨折部位固定稳妥；颈椎、腰椎骨折或病情较重的病人，应有帆布中单或布中单。

④**节力原则：**搬运者双下肢前后分开站立;略屈膝屈髋;尽量靠近病人。

经典试题

一病人因病不能行走，但能坐起。护士协助病人坐轮椅去进行检

查，下列做法不正确的是（E）

A．上坡时使病人面朝坡上

B．推轮椅时，嘱病人手扶轮椅扶手

C．推轮椅时速度宜慢

D．病人坐稳后放下脚踏板

E．病人尽量使身体靠前坐

第五节　卧位和安全的护理

高频考点

1．卧位

（1）卧位的分类

①主动卧位：即病人能根据自己的意愿和习惯随意改变体位。

②被动卧位：病人自身无力变换卧位，躺卧于他人安置的卧位。常见于昏迷、极度衰弱等病人。

③被迫卧位：病人意识清晰，也有交换卧位的能力，但为了减轻疾病所致的痛苦或因治疗需要而被迫采取的卧位。肺心病和哮喘急性发作病人由于呼吸困难而被迫采取端坐卧位。

（2）常用卧位

①仰卧位。去枕仰卧位：去枕仰卧，头偏向一侧。适用范围：昏迷或全身麻醉未清醒的病人，可防止呕吐物误入气管而引起窒息或肺部并发症；椎管内麻醉或脊髓腔穿刺后的病人，可预防颅内压减低而引起的头痛。中凹卧位：适用于休克病人。屈膝仰卧位：适用于腹部检查或接受导尿、会阴冲洗的病人等。

②侧卧位：肌内注射时下腿弯曲，上腿伸直。

③半坐卧位：某些面部及颈部手术后→减少局部出血。胸腔疾病、胸部创伤或心脏疾病引起呼吸困难→重力使回心血量减少，减轻肺淤血和心脏负担；使膈肌位置下降，利于气体交换，改善呼吸困难。腹腔、盆腔手术后或有炎症→促使感染局限，减轻中毒反应，便于引流；防止感染向上蔓延

引起膈下脓肿。<u>腹部手术后→松弛腹肌，减轻切口张力，缓解疼痛，利于切口愈合。疾病恢复期体质虚弱→利于病人向站立位过渡。</u>

④**端坐位**：<u>适用于心力衰竭、心包积液、支气管哮喘发作等因极度呼吸困难被迫日夜端坐者。</u>

⑤俯卧位：适用于腰背部检查或配合胰、胆管造影检查时；脊椎手术后或腰、背、臀部有伤口，不能平卧或侧卧者；缓解胃肠胀气所致的腹痛。

⑥头低足高位：不宜长时间使用；颅内高压者禁用。适用范围：<u>肺部分泌物引流；十二指肠引流术；妊娠时胎膜早破，防止脐带脱垂；跟骨或胫骨结节牵引。</u>

⑦头高足低位：<u>适用于颈椎骨折病人做颅骨牵引时，用作反牵引力；减轻颅内压，预防脑水肿；颅脑手术后的病人。</u>

⑧**膝胸卧位**：<u>矫正胎位</u>时，每次不超 15 分钟。适用范围：<u>肛门、直肠、乙状结肠镜检查及治疗；矫正胎位不正或子宫后倾；促进产后子宫复原。</u>

⑨截石位：病人仰卧，两腿分开，放于支腿架上。

（3）变换卧位法

①协助病人移向床头：使病人恢复正常而舒适的体位；满足其身心需要。一人协助法：适用于轻症或疾病恢复期病人。病人仰卧屈膝，双手握住床头栏杆，也可搭在护士肩部或抓住床沿→护士手托住病人肩部和臀部，同时病人两臂用力，脚蹬床面向床头移动。二人协助法：适用于重症或体重较重的病人。病人仰卧屈膝→两位护士分别站在床的两侧，交叉托住病人颈肩部和臀部，或一人托住肩及腰部，另一人托住臀部及腘窝部，两人同时抬起病人移向床头。

②协助病人翻身侧卧：协助不能起床的病人更换卧位，使病人感觉舒适；满足治疗与护理的需要；预防并发症，如压疮等。一人协助法：适用于体重较轻的病人。病人取仰卧位，两手放于腹部→将病人肩部、臀部移向护士侧床缘，再将双下肢移近并屈膝，使病人尽量靠近护士→护士托肩和扶膝将病人转向对侧，背向护士。两人协助法：适用于重症或

体重较重的病人。护士两人站在床的同侧，一人托住病人颈肩部和腰部，另一人托住病人臀部和腘窝部，同时抬起病人移向近侧→分别托扶病人的肩、腰、臀和膝部，轻轻将病人翻向对侧。注意事项：节力原则，尽量让病人靠近护士。若病人身上有各种导管或输液装置时，应先将导管安置妥当，<u>翻身后仔细检查导管是否有脱落、移位、扭曲、受压，以保持导管通畅。</u>为手术病人翻身前应先检查伤口敷料是否潮湿或脱落，如已脱落或被分泌物浸湿，应先更换敷料并固定妥当后再行翻身；颈椎或颅骨牵引者，翻身时不可放松牵引，并使头、颈、躯干保持在同一水平位翻动；颅脑手术者，头部转动过剧可引起脑疝，故应卧于健侧或平卧。

2．保护具的应用

（1）床档：预防病人坠床。

（2）约束带：用于保护躁动病人，限制身体或约束失控肢体活动，防止病人自伤或坠床。

（3）支被架：<u>用于肢体瘫痪者或极度衰弱的病人，防止盖被压迫肢体而造成不舒适或足下垂等并发症，也可用于灼伤病人采用暴露疗法需保暖时。</u>

（4）注意事项：使用前应解释，应尽可能不用。使用约束带时，首先应取得病人及家属的知情同意。使用时，<u>其下须垫衬垫，松紧适宜，每 2 小时松解一次，注意末梢血液循环。</u>

经典试题

为促进产妇产后子宫复原，建议患者应经常取（A）

  A．膝胸卧位   B．半坐卧位   C．屈膝仰卧位

  D．侧卧位   E．截石位

第六节　医院内感染的预防和控制

一、医院感染

1．概念　是指住院病人在医院内获得的感染，包括在住院期间发生的感染和在医院内获得而出院后发生的感染；但

不包括入院前已开始或入院时已处于潜伏期的感染。

2．分类

（1）内源性感染：病原体来自病人自身。

（2）外源性感染：又称交叉感染，病原体来自病人体外。

二、清洁、消毒、灭菌

1．概念

（1）清洁：是指用物理方法清除物体表面的污垢、尘埃和有机物，以去除和减少微生物。

（2）消毒：<u>清除或杀灭**除芽胞外**的所有病原微生物</u>，达到无害化处理。

（3）灭菌：<u>清除或杀灭全部微生物，包括致病和非致病微生物，细菌芽胞和真菌孢子</u>。

2．消毒、灭菌的方法

（1）物理消毒灭菌法

①<u>热力消毒灭菌法：是效果可靠、使用最广泛的方法</u>。包括：干热法：<u>燃烧和干烤</u>；湿热法。

煮沸消毒：<u>是应用最早的消毒方法之一，消毒时间从水沸后算起，如中途加入物品，则在第二次水沸后重新计时</u>。

压力蒸汽灭菌：<u>是一种临床使用最普遍、效果最可靠的首选灭菌方法</u>。

适用：<u>耐高温、高压、潮湿物品，如金属、玻璃、橡胶、搪瓷、敷料等的灭菌；不能用于凡士林等油类和滑石粉等粉剂的灭菌</u>。

<u>下排气式压力蒸汽灭菌：当压力达到 102.9kPa 时，温度可达 121℃，维持 20～30 分钟即可灭菌</u>。物品：体积不超 30cm×30cm×25cm，装载体积不超柜室容量 80%。

预真空压力蒸汽灭菌：<u>蒸汽压力达 205.8kPa 时，温度可达 132℃或以上，维持 4 分钟即可灭菌</u>。物品：体积不超 30cm×30cm×50cm，重量不小于 10%，但不超 90%。

②辐射消毒法：利用紫外线使细菌死亡。

日光暴晒：用于床垫、被服、书籍等物品的消毒。

方法：直射阳光下暴晒 6 小时，并定时翻动，使物品各面均能受到日光照射。

臭氧灭菌灯消毒法：消毒时人员离开房间，30分钟后再进入。

（2）化学消毒灭菌法

①化学消毒剂的种类。灭菌剂：可杀灭一切微生物，包括细菌芽胞，使物品达到灭菌要求的制剂。如戊二醛、环氧乙烷等。高效消毒剂：可杀灭一切细菌繁殖体（包括分枝杆菌）、病毒、真菌及其孢子。如过氧乙酸、过氧化氢、部分含氯消毒剂等。中效消毒剂：仅可杀灭分枝杆菌、细菌繁殖体、真菌、病毒等微生物。如醇类、碘类、部分含氯消毒剂等。低效消毒剂：仅可杀灭细菌繁殖体和亲脂病毒。如酚类、胍类、季铵盐类消毒剂等。

②常用的化学消毒剂。戊二醛（2%）：适用于不耐热的医疗器械和精密仪器如内镜。环氧乙烷：适用于不耐高温、湿热如电子仪器等的灭菌。含氯消毒剂：用于餐具、环境、水、疫源地等的消毒。注意事项：现配现用，定期更换。有腐蚀及漂白作用，不宜用于金属制品、有色织物及油漆家具。

③使用原则：合理使用，尽量不用、少用，能物理消毒灭菌不用化学法。消毒剂应定期更换，易挥发的要加盖，并定期检测，调整浓度。待消毒的物品必须先洗净、擦干。消毒剂中不能放置纱布、棉花等物，以防降低消毒效力。消毒前须用无菌生理盐水洗净物品，以避免消毒剂刺激人体组织。

④化学消毒的常用方法：浸泡法、擦拭法、喷雾法、熏蒸法。

3．手卫生　是医务人员洗手、卫生手消毒和外科手消毒的总称。

（1）洗手

①指征：进入和离开病房前；接触清洁物品前、处理污染物品后；无菌操作前后；接触伤口前后；护理任何病人前后；上厕所前后。

②方法：洗手前取下手表及饰品，用"七步洗手法"的顺序洗手，持续时间不少于15秒。

（2）卫生手消毒适用：①实施侵入性操作前；②护理免疫力低下的病人或新生儿前；③接触血液、体液和分泌物后；④接触被致病性微生物污染的物品后；⑤护理传染病病人后。

4．无菌技术

（1）无菌技术：是指在医疗、护理操作过程中，<u>防止一切微生物侵入人体和防止无菌物品、无菌区域被污染的技术。</u>

（2）操作原则

①<u>操作环境清洁、宽敞、定期消毒；无菌操作前半小时应停止清扫工作、减少走动、避免尘埃飞扬。</u>

②<u>无菌包的有效期为 1 周。</u>

③<u>一套无菌物品只供一位病人使用一次。</u>

④<u>取无菌物品时应使用无菌持物钳，无菌物品一经取出，即使未用，也不可放回无菌容器内。</u>无菌物品疑有污染或已被污染应予以更换并重新灭菌。

（3）无菌技术基本操作方法

①<u>无菌持物钳：用于取放和传递无菌物品。</u>

存放：每个容器只放一把无菌持物钳。湿式保存法：消毒液面浸没持物钳轴节以上 2～3cm 或镊子长度的 1/2。干燥保存法：保存在无菌包内。治疗前开包，4～6 小时更换一次。

注意事项：<u>手持钳上 1/3，闭合钳端，移至中央，垂直取出与放回，钳端始终向下，不可倒转，腰以上活动，以防污染。</u>不可用无菌持物钳夹取油纱布、换药或消毒皮肤，以防被污染。

②无菌容器：开启后 <u>24 小时内有效。</u>

③无菌包：超过有效期或有潮湿破损不可使用；不可放在潮湿处，以免污染；打开包布时手不可触及包布内面；<u>开包后有效期为 24 小时。</u>

④铺无菌盘：铺无菌盘区域清洁干燥，无菌巾避免潮湿、污染；无菌盘有效期≤4 小时。

⑤取用无菌溶液：不可将物品伸入无菌溶液瓶内蘸取溶液；倾倒液体时不可直接接触无菌溶液瓶口；已倒出的溶液不可再倒回瓶内以免污染剩余溶液；已开启的无菌溶液瓶内

的溶液，24小时内有效，余液只作清洁操作用。

⑥戴、脱无菌手套。**重要步骤**：取、戴手套：未戴手套的手持手套的反折部分取出手套，戴好手套的手指插入另一只手套的反折内面，手套外面不可触及非无菌物品→调整：双手对合交叉置于胸前，检查是否漏气，并调整手套位置→脱手套：应翻转脱下，避免强拉；勿使手套外面接触到皮肤面→处理：弃置手套于黄色医疗垃圾袋内。**注意事项**：操作前洗手、修剪指甲以防刺破手套，戴口罩；戴好手套的手始终保持在腰部以上水平、视线范围内。如发现有破洞或可疑污染应立即更换。

5. 隔离种类及措施 防止病原微生物在病人、工作人员及媒介物中扩散。

（1）隔离种类

①**严密隔离**：用于霍乱、鼠疫、传染性非典型性肺炎（SARS）、禽流感等。

②**接触隔离**：用于破伤风、气性坏疽、新生儿带状疱疹等。

③**呼吸道隔离**：用于防飞沫传播，如**肺结核**、麻疹。

④**消化道隔离**：用于伤寒、细菌性痢疾；甲、戊型肝炎等。

⑤**血液-体液隔离**：用于乙、丙、丁型肝炎，艾滋病等。

⑥**昆虫隔离**：用于乙脑、流行性出血热等。有防蚊设备。

⑦**保护性隔离**：用于适用于抵抗力低下或极易感染的病人，如严重烧伤、早产儿等。

（2）隔离措施

①严密、保护性隔离，安排住单人间。接触、呼吸道、肠道、血液-体液和昆虫隔离，同病种病人可居住同一病室。

②严密、接触隔离和保护性隔离中呼吸道疾病者，禁止家属探视。呼吸道隔离需医护人员同意方可探视。

③严密、接触隔离病人的分泌物、呕吐物和排泄物应严格消毒处理。污染敷料装袋标记后送焚烧处理。

④除呼吸道隔离可只戴口罩、帽子，其他隔离需加穿隔离衣。

⑤室内空气、地面、物品表面用消毒液喷洒或紫外线照

射消毒，每日 1 次。

6. 隔离技术

（1）隔离区域的划分及隔离要求

①清洁区：指未被病原微生物污染的区域。如治疗室、配餐室、更衣室、值班室、库房等。

②半污染区：有可能被病原微生物污染的区域。如医护办公室、病区内走廊、检验室等。

③污染区：指被病原微生物污染的区域。如病房、病人洗手间、浴室、病区外走廊等。

（2）凡未被确诊、发生混合感染或危重且具有强烈传染性的病人应尽可能住单独隔离室；同一病种的病人可安排在同一病室内，但病原体不同者，应分室收治。

（3）隔离原则

①工作人员进出隔离室：应按规定戴口罩、帽子、穿隔离衣；穿隔离衣前，必须将所需的物品备齐。

②分类处理隔离室内物品：病人接触过的物品或落地的物品消毒后方可给他人使用；病人的衣物、稿件、钱币等经熏蒸消毒后才能交给家人带回；病人的排泄物、分泌物、呕吐物须经消毒处理后方可排放；需送出病区处理的物品，置于污物袋内，袋外要有明显标记。

③每日用紫外线照射或消毒液喷雾消毒病室。

④掌握解除隔离的标准：传染性分泌物三次培养结果均为阴性或已度过隔离期，医生开出医嘱后，方可解除隔离。

⑤终末消毒处理：是指对出院、转科或死亡病人及其所住病室、所用的物品及医疗器械等进行的消毒处理。

（4）隔离技术基本操作方法

①帽子、口罩的使用。帽子：帽子可防止工作人员的头屑飘落、头发散落或被污染。口罩的使用：在戴、摘口罩前应洗手；口罩应罩住口鼻部；口罩不可以悬挂于胸前，不可用污染的手触摸口罩；纱布口罩使用 2～4 小时应更换；一次性口罩使用不超过 4 小时；口罩潮湿或可疑污染应立即更换。

②避污纸的使用：取避污纸时，应从页面抓取，不可掀

开撕取。避污纸用后弃于污物桶内，集中焚烧处理。

③穿、脱隔离衣。目的：保护工作人员和病人，防止病原微生物播散，避免交叉感染。注意事项：接触多个同类传染病病人时，防护服可连续使用；接触疑似病人时，防护服应每次更换；防护服如有潮湿、破损或污染，应立即更换。穿脱隔离衣时始终保持衣领清洁。穿好隔离衣后，双臂保持在腰部以上，视线范围内；不得进入清洁区，避免接触清洁物品。脱下的隔离衣如挂在半污染区，清洁面向外；挂在污染区则污染面向外。

经典试题

无菌盘的有效期为（B）

    A．1小时 B．4小时 C．8小时 D．12小时 E．24小时

第七节　病人的清洁护理

高频考点

1. 口腔护理

（1）目的

①保持口腔清洁、湿润，预防口腔感染等。

②预防或减轻口腔异味，清除牙垢，增进食欲。

③观察口腔内的变化，提供病情变化的信息。

（2）操作前准备：常用1%～4%碳酸氢钠溶液，用于真菌感染。

（3）重要步骤：协助病人侧卧或仰卧。按顺序擦拭。嘱病人咬合上、下齿，擦洗左侧牙齿的外面，沿纵向擦洗牙齿，按顺序由白齿洗向门齿。同法擦洗右侧牙齿的外面。嘱病人张开上、下齿，擦洗牙齿左上内侧面，左上咬合面、左下内侧面、左下咬合面，以弧形擦洗左侧颊部，同法擦洗右侧牙齿。擦洗舌面及硬腭部。润唇：将口唇涂一薄层液状石蜡或润唇膏。

（4）注意事项

①行口腔护理时，昏迷病人禁止漱口，需用开口器，应

从白齿处放入。

②对长期使用抗生素的病人,观察其口腔内有无**真菌感染**。

③义齿应取下并浸没于贴有标签的**冷水杯**中。

2. 头发护理

(1)床上梳头:如遇长发或头发打结不易梳理时,可用 30%乙醇湿润打结处。

(2)床上洗头:43~45℃热水。

(3)灭头虱、虮法:使用 30%含酸百部酊剂或者 30%百部含酸煎剂。

3. 皮肤护理

(1)淋浴和盆浴

①操作前准备:调节室温至 22℃以上,水温保持在 41~46℃。

②注意事项:浴室不应闩门,将"正在使用"的标记挂于浴室门上。沐浴应在进食 1 小时后进行,以免影响消化功能。若遇病人发生晕厥,应立即将病人抬出、平卧、保暖并通知医生配合处理。

(2)床上擦浴:适用于制动、活动受限及身体过于衰弱的病人。

①操作前准备:2/3 满的 50~52℃热水;室温在 24℃以上,关好门窗,拉上窗帘或使用屏风遮挡。

②脱上衣应先脱近侧后脱远侧,如有肢体处伤或活动障碍,应脱健侧,后脱患侧。

③穿上衣时如有肢体外伤或活动障碍,应先穿患侧,后穿健侧。

4. 压疮的预防与护理 压疮是身体局部组织长期受压,血液循环障碍,局部组织持续缺血、缺氧,营养缺乏,致使皮肤失去正常功能,而引起的组织破损和坏死。

(1)病因:①压力因素:垂直压力、摩擦力、剪切力。②皮肤受潮湿或排泄物的刺激。③营养状况差。④老年人。⑤体温升高。⑥矫形器械使用不当:夹板内衬垫放置不当、石膏内不平整或有渣屑等。

（2）压疮的预防

①易患部位：仰卧位时骶尾部最常发生压疮。

②预防措施：避免局部组织长期受压：<u>每2小时翻身一次</u>。使用气垫褥、水褥、羊皮等或用软枕垫在身体的空隙处。避免摩擦力和剪切力的作用：<u>病人平卧位时，抬高床头不应高于30°</u>。保持病人皮肤和床单的清洁干燥。长期卧床者，应每日主动或被动全范围关节运动。增进全身营养。

（3）压疮的治疗与护理

①压疮的病理分期及临床表现

Ⅰ期：**淤血红润期**，皮肤出现红、肿、热、痛或麻木。

Ⅱ期：**炎性浸润期**，<u>受压部位呈**紫红色**。皮下产生**硬结**，有**水疱**</u>，病人有疼痛感。

Ⅲ期：浅度溃疡期，<u>表皮水疱逐渐扩大、破溃，真皮层疮面有**黄色渗出液**，感染后表面有**脓液覆盖**，形成溃疡</u>。疼痛感加重。

Ⅳ期：坏死溃疡期，<u>脓液较多，有臭味，**坏死组织发黑**</u>。

②压疮的治疗与护理措施。全身治疗：应积极治疗原发病，增加营养和全身抗感染治疗等。局部治疗与护理：淤血红润期，去除致病原因。增加翻身次数。炎性浸润期，保护皮肤，防止感染发生。未破的小水疱应尽量减少摩擦，防止水疱破裂、感染，使其自行吸收；大水疱可在无菌操作下用注射器抽出疱内液体，不必剪去表皮，局部消毒后，再用无菌敷料包扎。浅度溃疡期，应尽量保持局部疮面清洁。<u>坏死溃疡期，应清洁疮面，去除坏死组织，保持引流通畅，促进肉芽组织生长</u>。还可采用空气隔绝后局部持续吹氧法。

5. 晨晚间护理

（1）晨间护理：于晨间诊疗工作前完成。护理内容不包括发放口服药。

（2）晚间护理：晚间入睡前为病人提供的护理。

经典试题

下列关于炎性浸润期压疮的描述中哪项不正确（E）

A. 皮肤呈紫色　　　　B. 皮下硬结　　　　C. 有大、小水疱

D. 水疱表皮剥脱，露出湿润的创面

E. 创面上有脓性分泌物

第八节　生命体征的评估

高频考点

1. 体温

（1）正常体温：<u>直肠温度最接近于人体深部温度</u>。正常值：口腔舌下温度为 37℃（36.0～37.2℃），直肠温度 37.5℃（36.5～37.7℃），<u>腋下温度 36.5℃（36.0～37.0℃）</u>。

（2）生理变化：<u>体温可随昼夜、年龄、**性别**、活动、药物等出现生理性变化</u>，但其变化的范围很小，一般不超过 0.5～1.0℃。

（3）异常体温的评估及护理

①体温过高

常见热型：各种体温曲线的形态称为热型。

稽留热：<u>体温持续在 39～40℃，达数天或数周，24 小时内波动范围不超过 1℃</u>。见于肺炎球菌肺炎、伤寒等。

弛张热：体温在 39℃以上，24 小时内温差达 1℃以上，体温最低时仍高于正常水平。见于败血症、风湿热、化脓性疾病等。

间歇热：体温骤然升高至 39℃以上，然后下降至正常或正常以下，反复发作，即高热期和无热期交替出现。见于疟疾等。

不规则热：发热无一定规律，且持续时间不定。见于流行性感冒、癌性发热等。

护理措施

降低体温：实施降温措施 30 分钟后应测量体温。

<u>加强病情观察：定时测体温，一般每日测量 4 次，高热时应每 4 小时测量一次</u>，待体温恢复正常 3 天后，改为每日 1 或 2 次。

②体温过低：低于正常范围称为体温过低。若体温低于35℃称为体温不升。

原因：散热过多、产热减少、体温调节中枢受损。

临床分级：轻度，32～35℃。中度，30～32℃。重度，<30℃，瞳孔散大，对光反射消失。致死温度，23～25℃。

临床表现：发抖、血压降低、心搏及呼吸减慢、皮肤苍白冰冷、躁动不安、嗜睡、意识障碍，甚至昏迷。

（4）体温的测量

①操作前准备：测温前 20～30 分钟若有运动、进食、冷热饮、冷热敷、洗澡、坐浴、灌肠等，应休息 30 分钟后再测量。

②注意事项

测量体温前，应清点体温计的数量，并检查体温计是否完好，水银柱是否在 35℃以下。

婴幼儿、精神异常、昏迷、口腔疾病、口鼻手术、张口呼吸者**禁忌口温**测量；腋下有创伤、手术、炎症、腋下出汗较多者，肩关节受伤或消瘦夹不紧体温计者**禁忌腋温**测量；**直肠或肛门手术、腹泻、禁忌肛温**测量；心肌梗死病人**不宜测肛温**，以免刺激肛门引起迷走神经反射，导致心动过缓。

若病人不慎咬破体温计时，首先应及时清除玻璃碎屑，**再口服蛋清或牛奶，以延缓汞的吸收。**若病情允许，可食用粗纤维食物，加速汞的排出。

2．脉搏

（1）正常脉搏：60～100 次/分。

（2）异常脉搏的评估

①脉率异常：a．**心动过速**（速脉），脉率>100 次/分。b．**心动过缓**（缓脉），<60 次/分。

②节律异常

间歇脉：在一系列正常规则的脉搏中，出现一次提前而较弱的脉搏，其后有一较正常延长的间歇（代偿间歇），称间歇脉。常见于各种器质性心脏病。

脉搏短绌：在单位时间内脉率少于心率，称为脉搏短绌，

简称**绌脉**。其特点是心律完全不规则，心率快慢不一，心音强弱不等。<u>常见于**心房纤颤**的病人。</u>

③强弱异常

洪脉：脉搏强而大。常见于高热、甲状腺功能亢进症、主动脉瓣关闭不全等。

细脉或丝脉：脉搏弱而小，扪之如细丝。常见于心功能不全、大出血、休克、主动脉瓣狭窄等。

交替脉：指节律正常，而强弱交替出现的脉搏。常见于高血压心脏病、冠状动脉粥样硬化性心脏病等。

水冲脉：脉搏骤起骤降，急促而有力。常见于主动脉瓣关闭不全、甲状腺功能亢进症等。

重搏脉：常见于伤寒、一些长期热性病和梗阻性肥厚型心肌病。

奇脉：吸气时脉搏明显减弱或消失称为奇脉。常见于心包积液和缩窄性心包炎。<u>是心脏压塞的重要体征之一。</u>

（3）脉搏的测量

①脉搏测量的部位：<u>最常选择的诊脉部位是桡动脉。</u>

②脉搏测量的方法（以桡动脉为例）

操作前准备：测温前若有剧烈运动、紧张、恐惧、哭闹等，应休息20～30分钟后再测量。

步骤：病人取坐位或卧位。护士指端轻按于桡动脉处，按压的力量大小以能清楚触到搏动为宜。正常脉搏计数半分钟，并将所测得数值乘以2，即为脉率。<u>如脉搏异常或危重病人应测1分钟。</u>若脉搏细弱而触不清时，应用听诊器听心率1分钟代替触诊。<u>脉搏短绌的测量：应由两位护士同时测量，一人听心率，另一人测脉率，由听心率者发出"起""停"口令，两人同时开始，测1分钟。</u>

注意事项：勿用拇指诊脉，因拇指小动脉的搏动较强，易与病人的脉搏相混淆。异常脉搏应测量1分钟；脉搏细弱难以触诊时，应测心尖搏动1分钟。

3．血压

（1）正常血压：收缩压90～139mmHg，舒张压60～

89mmHg，脉压 30～40mmHg。

（2）异常血压的评估

①高血压：指 18 岁以上成年人收缩压≥140mmHg 和（或）舒张压≥90mmHg。

②低血压：低于 90/60mmHg。

（3）血压的测量

①操作前准备：测量前有吸烟、运动、情绪变化等，应休息 15～30 分钟后再测量。检查血压计。

②重要步骤

病人取坐位或仰卧位。

放平血压计，打开盒盖成 90°垂直位置，打开水银槽开关，血压计水银柱确定在 0 的位置。

袖带下缘距肘窝 2～3cm，松紧以能放入一指为宜。

在袖带下缘将听诊器胸件紧贴肱动脉搏动最强点(勿塞在袖带内)，向袖带内打气至肱动脉搏动音消失，使水银柱再上升 20～30mmHg。

使水银柱以 4mmHg/s 的速度下降，听到第一声搏动音时为收缩压；搏动音突然变弱或消失时为舒张压。

将血压计向右倾斜 45°时关闭水银槽开关。

③注意事项

定期检测、校对血压计。

对需密切观察血压者，应做到四定，即定时间、定部位、定体位、定血压计。

发现血压听不清或异常，应重测。重测时，待水银柱降至"0"点，稍等片刻后再测。

4. 呼吸

（1）正常呼吸：16～20 次/分。男性及儿童以腹式呼吸为主，女性以胸式呼吸为主。

（2）异常呼吸的评估

①频率异常：a. 呼吸过速，＞24 次/分。b. 呼吸过缓，≤12 次/分。

②深度异常

深度呼吸：又称**库斯莫呼吸**。深而规则的大呼吸，见于糖尿病酮症酸中毒和尿毒症酸中毒。

浅快呼吸：浅表而不规则，有时呈叹息样。

③节律异常

潮式呼吸：又称陈-施呼吸。是一种呼吸由浅慢逐渐变为深快，然后再由深快转为浅慢，再经一段呼吸暂停（5～20 秒）后，又开始重复以上过程的周期性变化，犹如潮水起伏。

间断呼吸：又称毕奥呼吸。呼吸与呼吸暂停反复交替。常在临终前发生。

④声音异常：蝉鸣样呼吸常见于喉头水肿、喉头异物等。鼾声呼吸多见于昏迷病人。

⑤呼吸困难：病人主观上感到空气不足，客观上表现为呼吸费力。临床上可作如下分类。

吸气性呼吸困难：吸气显著困难，吸气时间延长，有明显的**三凹征**(吸气时胸骨上窝、锁骨上窝、肋间隙出现凹陷)。常见于气管阻塞、气管异物、喉头水肿等。

呼气性呼吸困难：呼气费力，呼气时间延长。常见于支气管哮喘、阻塞性肺气肿。

混合性呼吸困难：吸气、呼气均感费力，呼吸频率增加。常见于重症肺炎、广泛性肺纤维化、大面积肺不张、大量胸腔积液等。

（3）呼吸的测量

①操作前准备：测量前如有剧烈运动、情绪激动等，应休息 20～30 分钟后再测量。

②一般病人观察 30 秒，将测得数值乘以 2；对呼吸异常病人，可用少许棉花置于病人鼻孔前，观察 1 分钟内棉花被吹动的次数。

经典试题

1. 下列哪种疾病的症状可表现为呼气性呼吸困难（B）

　　A. 气道狭窄梗阻　　　　B. 肺气肿　　C. 大面积肺不张

D. 肺癌　　　　　　　　E. 喉头水肿

2. 给脉搏短绌患者测量脉搏的正确方法是（C）

　　A. 先测脉率，后测心率　　B. 先测心率，后侧脉率

　　C. 两人同时分别测量脉率和心率，由测心率者发出"起"与"停"的口令

　　D. 两人同时分别测量脉率和心率，由测脉率者发出"起"与"停"的口令

　　E. 两人先后测量脉率和心率

第九节　病人饮食的护理

高频考点

　　1. 医院饮食

　　（1）基本饮食：普通饮食、软质饮食、半流质饮食和流质饮食。

　　（2）治疗饮食：高热量饮食、高蛋白饮食、低蛋白饮食、低脂肪饮食、低胆固醇饮食、低盐饮食（食盐<2g/d）、无盐低钠饮食、高纤维素饮食、少渣饮食。

　　（3）试验饮食：见表1-2。

表1-2　医院试验饮食

饮食类	适用范围	饮食原则及用法
隐血试验饮食	用于粪隐血试验的准备	试验前3天起禁止食用易造成隐血假阳性结果的食物，如肉类、肝类、动物血、含铁丰富的药物或食物、绿色蔬菜等
胆囊造影饮食	用于行造影检查以诊断有无胆囊、胆管、肝胆管疾病的病人	检查前一日中午进食高脂肪餐；晚餐进食无脂肪、低蛋白、高糖类的清淡的饮食；晚餐后服造影剂；服药后禁食、禁水、禁烟至次日上午。检查当日早晨禁食；第一次X线摄片后，如胆囊显影良好，进食高脂肪餐；半小时后第二次X线摄片观察

续表

饮食类	适用范围	饮食原则及用法
甲状腺 ^{131}I 试验饮食	用于协助测定甲状腺功能	试验期为 2 周，试验期间禁用含碘食物，如海带、海蜇、**紫菜**、海参、虾、鱼、加碘食盐等；禁用碘做局部消毒。2 周后做 ^{131}I 功能测定

2. 鼻饲法 对不能自行经口进食病人以鼻胃管供给食物和药物，以维持病人营养和治疗的需要。

（1）重要步骤

①插管

有义齿者取下义齿。能配合者取半坐位或坐位，无法坐起者取右侧卧位，昏迷者取去枕平卧位，头后仰。

标记胃管，润滑胃管前端。

插入胃管：插入胃管 10～15cm（咽喉部）时，嘱清醒病人做吞咽动作；将昏迷病人头托起，使下颌靠近胸骨柄，以利于插管。

确认胃管在胃内：在胃管末端连接注射器抽吸，能抽出胃液；置听诊器于病人胃部，快速经胃管向胃内注入 10ml 空气，听到气过水声；将胃管末端置于盛水的治疗碗中，无气泡逸出。

灌注食物：注入少量温开水后再缓慢注入鼻饲液或药液。鼻饲完毕后，再次注入少量温开水，防止鼻饲液凝结。

将胃管末端反折，用纱布包好，用别针固定于大单、枕旁或病人衣领处。

嘱病人维持原卧位 20～30 分钟。

②拔管：用纱布包裹近鼻孔处的胃管，嘱病人深呼吸，在病人呼气时拔管，边拔边用纱布擦胃管，到咽喉处快速拔出。

（2）注意事项

①食管静脉曲张、食管梗阻的病人禁忌使用鼻饲法。

②插入胃管过程中如果病人出现呛咳、呼吸困难、发绀等，表明胃管误入气管，应立即拔出胃管。

③鼻饲液温度应保持在 38～40℃；新鲜果汁与奶液应

分别注入，防止产生凝块；药片应研碎溶解后注入。

④长期鼻饲者应每日进行口腔护理 2 次，并定期换胃管，普通胃管每周更换一次，硅胶胃管每月更换一次。

⑤插入长度一般为前额发际至胸骨剑突处或由鼻尖经耳垂至胸骨剑突处的距离。

⑥每次鼻饲量不超过 200ml，间隔时间大于 2 小时。

3．出入液量的记录　适用于休克、大面积烧伤、大手术后及心脏病、肾病、肝硬化伴腹水等病人。

（1）每日摄入量：包括每日饮水量、输液量、输血量、食物中的含水量等。

（2）每日排出量：包括尿量、粪便量，以及其他排出液，如胃肠减压吸出液等。

（3）记录方法

①出入液量可先记录在出入液量记录单上，晨 7 时至晚 7 时，用蓝笔；晚 7 时至次晨 7 时，用红笔。

②晚 7 时，做 12 小时的小结；次晨 7 时，做 24 小时的总结，并记录在体温单相应栏内。

经典试题

腹泻患者应选择（A）

A．少渣饮食　　B．高脂肪饮食　　C．高膳食纤维饮食

D．低盐饮食　　E．低胆固醇饮食

第十节　冷热疗法

高频考点

1．冷疗法

（1）冷疗法的作用：①减轻局部充血或出血；②减轻疼痛；③控制炎症扩散；④降低体温。

（2）冷疗的禁忌证：①血液循环障碍。②慢性炎症或深部化脓病灶。③组织损伤、破裂或有开放性伤口处。④对冷过敏。⑤慎用，如昏迷、感觉异常、年老体弱者、婴幼儿、

关节疼痛、心脏病、哺乳期产妇胀奶等。⑥冷疗的禁忌部位，如枕后、耳郭、阴囊处、心前区、腹部、足底。

（3）冷疗的方法

①冰袋

将冰袋装入布套，避免冰袋与病人皮肤直接接触，也可吸收冷凝水气。

高热降温置冰袋于前额、头顶部和体表大血管流经处；扁桃体摘除术后将冰囊置于颈前颌下。

放置时间不超过30分钟，以防产生继发效应。局部皮肤出现发绀，麻木感，则停止使用。

注意事项：冰块融化后应及时更换，保持布袋干燥。降温时，冰袋使用后30分钟需测体温，当体温降至39℃以下，应取下冰袋，并在体温单上做好记录。

②冰帽：头部降温，预防脑水肿。

冰帽降温：头部置冰帽中，后颈部、双耳郭垫海绵；排水管放水桶内，防止枕后、外耳冻伤。

冰槽降温：头部置冰槽中，双耳塞不脱脂棉球，双眼覆盖凡士林纱布，防止冰水流入耳内，保护角膜。

维持肛温在33℃左右，不可低于30℃，以防心室纤颤等并发症出现。

注意事项：用冷时间不得超过30分钟。肛温不得低于30℃。

③冷湿敷：若冷敷部位为开放性伤口，须按无菌技术处理伤口。每3～5分钟更换一次敷布，持续15～20分钟。

④乙醇拭浴：可用于物理降温。

头部置冰袋，以助降温并防止头部充血而致头痛；热水袋置足底，以促进足底血管扩张而减轻头部充血，并使病人感到舒适。

拭浴后30分钟测量体温，若低于39℃，取下头部冰袋，将降温后的体温记录在体温单上。

注意事项：胸前区、腹部、后颈、足底为拭浴的禁忌部位。新生儿及血液病高热病人禁用乙醇拭浴。

2．热疗法

（1）热疗的作用：①促进炎症的消散和局限；②减轻疼痛；③减轻深部组织的充血；④保暖与舒适。

（2）热疗的禁忌：①未明确诊断的急性腹痛。②面部危险三角区的感染。③各种脏器出血、出血性疾病。④软组织损伤或扭伤的初期（48小时内）。⑤其他：心、肝、肾功能不全者、皮肤湿疹、急性炎症、孕妇、金属移植物部位、人工关节、恶性病变部位、睾丸禁用，麻痹、感觉异常者、婴幼儿、老年人慎用。

（3）热疗的方法

①热水袋

成人60～70℃，昏迷、老人、婴幼儿、感觉迟钝，循环不良等病人，水温应低于50℃。

将热水袋装入布套，可避免热水袋与病人皮肤直接接触以增进舒适感。

袋口朝身体外侧，时间≤30分钟。

如皮肤出现潮红、疼痛，应停止使用，并在局部涂凡士林以保护皮肤。

注意事项：炎症部位热敷，热水袋灌水1/3满，以免压力过大，引起疼痛。特殊病人使用热水袋，应再包一块大毛巾或放于两层毯子之间，以防烫伤。

②红外线灯及烤灯

一般灯距为30～50cm。温热为宜（用手试温）。

照射20～30分钟。前胸、面颈照射时应戴有色眼镜或用纱布遮盖，以保护眼睛。

以皮肤出现红斑为合适。如有过热、心慌、头晕感觉及皮肤有发红、疼痛等，应停止使用并报告医生。

红外线多次治疗后，治疗部位皮肤可出现网状红斑、色素沉着。

③热湿敷

水温为50～60℃，余同冷湿敷。

面部热敷者，应间隔30分钟方可外出，以防感冒。

④热水坐浴

药液置于浴盆内 1/2 满，<u>水温 40～45℃</u>。坐浴持续 <u>15～20 分钟</u>。

<u>若病人出现面色苍白、脉搏加快、晕眩、软弱无力，应停止坐浴。</u>

注意事项：热水坐浴前先排尿、排便。坐浴部位若有伤口，坐浴盆、溶液及用物必须无菌。女性病人经期、妊娠后期、产后 2 周内、阴道出血和盆腔急性炎症不宜坐浴。

⑤温水浸泡

药液置于浸泡盆内 1/2 满，<u>水温 43～46℃</u>。持续时间 <u>30 分钟</u>，以防发生继发效应。

观察局部皮肤有无发红、疼痛等。加热水应先移开肢体。

经典试题

行痔手术的病人术后给予热水坐浴，不正确的是（E）

A. 具有消炎、止痛作用　　　B. 盆浴和溶液要求无菌

C. 坐浴前需排空膀胱　　　　D. 坐浴后更换敷料

E. 坐浴时间 30～45 分钟

第十一节　排泄护理

高频考点

1．排尿的护理

（1）排尿异常的评估

①多尿：<u>24 小时≥2500ml</u>。

②少尿：<u>24 小时＜400ml 或每小时＜17ml</u>。

③无尿：<u>24 小时＜100ml 或 12 小时内无尿液</u>。

④膀胱刺激征：<u>尿频、尿急、尿痛</u>。主因有<u>膀胱及尿道感染</u>和机械性刺激。

⑤尿潴留：指尿液大量存留在膀胱内而不能自主排出。病人主诉<u>下腹胀痛</u>，排尿困难。体检可见<u>耻骨上膨隆</u>，扣及囊样包块，叩诊呈实音，有压痛。

⑥尿失禁：指排尿失去意识控制或不受意识控制，尿液不自主地流出。

（2）排尿异常的护理

①尿潴留的护理：注意保护病人隐私。调整体位和姿势。诱导排尿：如听流水声或用温水冲洗会阴诱导排尿；亦可采用针刺中极、曲骨、三阴交穴或艾灸关元、中极穴等方法，刺激排尿。热敷、按摩、手按压膀胱，切记不可强力按压，以防膀胱破裂。指导病人养成定时排尿的习惯。经上述处理仍不能解除尿潴留时，可采用导尿术。

②尿失禁的护理：注意保持皮肤清洁干燥。必要时应用接尿装置引流尿液。如病情允许，指导病人每日白天摄入液体 2000～3000ml。指导病人进行骨盆底部肌肉的锻炼。对长期尿失禁的病人，可行导尿术留置导尿。

（3）导尿术：为尿潴留病人引流出尿液，协助临床诊断，进行膀胱化疗。

①女性病人。初步消毒：阴阜、大阴唇、小阴唇和尿道口，顺序是由外向内、自上而下。再次消毒：尿道口、小阴唇、尿道口。顺序是内-外-内，自上而下。导尿：导尿管插入尿道 4～6cm，见尿液流出再插入 1cm 左右。

②男性病人。初步消毒：依次消毒阴阜、阴茎、阴囊，自尿道口向外向后旋转擦拭尿道口、龟头及冠状沟。再次消毒：消毒尿道口、龟头及冠状沟。导尿：提起阴茎使之与腹壁成 60°，使耻骨前弯消失，利于插管。插入尿道 20～22cm，见尿液流出再插入 1～2cm。取标本：若需做尿培养，用无菌标本瓶接取中段尿液 5ml。

③注意事项：对膀胱高度膨胀且极度虚弱的病人，第一次放尿不得超过 1000ml。大量放尿可致虚脱和血尿。为女性病人插尿管时，如导尿管误入阴道，应更换无菌导尿管，然后重新插管。

（4）留置导尿术：尿管末端在膀胱内。

①目的：a. 抢救危重、休克病人时正确记录每小时尿量、测量尿比重。b. 为盆腔手术时应排空膀胱，避免术中

误伤。c. 并减轻泌尿系统手术切口的张力，促进切口的愈合。d. 为引流尿液，保持会阴部的清洁干燥。e. 行膀胱功能训练。

②方法：见尿液后再插入 7～10cm。集尿袋高度低于膀胱，防止尿液逆流造成感染，开放导尿管。

③护理措施：保持尿道口清洁：女性病人用消毒棉球擦拭外阴及尿道口，男性病人用消毒棉球擦拭尿道口、龟头及包皮，每日1～2 次。每周更换集尿袋1～2 次。一般为1～4 周更换1 次尿管。留置尿管期间，如病情允许，应鼓励病人每日摄入水分在 2000ml 以上，以冲洗尿道。训练膀胱反射功能，可采用间歇性夹管方式。夹闭导尿管，每3～4 小时开放一次，使膀胱定时充盈和排空，促进膀胱功能的恢复。发现尿液浑浊、沉淀、有结晶时，应及时处理，每周检查尿常规1 次。

2．排便的护理

（1）异常排便的评估

①便秘：指正常的排便形态改变，排便次数减少，排出过于过硬的粪便，且排便不畅、困难。

②粪便嵌塞：指粪便持久滞留堆积在直肠内，坚硬不能排出。常发生于慢性便秘的病人。表现为病人有排便冲动，肛门处有少量液化的粪便渗出，但不能排出粪便。

③腹泻：频繁排出松散稀薄的粪便甚至水样便。

④排便失禁：指肛门括约肌不受意识的控制而不自主地排便。

⑤肠胀气：指胃肠道内有过量气体积聚，不能排出。

（2）排便异常的护理

①便秘病人的护理：提供适当的排便环境，选取适宜的排便姿势。理想的排便时间是进食后（早餐后）效果最好。腹部自右向左环形按摩或指端轻压肛门后端，可促进排便。遵医嘱给予口服缓泻药：起到导泻的作用。使用缓泻药可暂时解除便秘，但长期使用或滥用又常成为慢性便秘的主要原因。使用简易通便药如开塞露、甘油栓等，以软化粪便，润滑肠壁，刺激肠蠕动促进排便。以上方法均无效时，遵医嘱

给予灌肠。合理安排膳食,如多食高纤维素食物;多饮水(每日≥2000ml);适当食用油脂类的食物。

②粪便嵌塞病人的护理:早期可使用栓剂,口服缓泻药来润肠通便。必要时先行油类保留灌肠,2～3小时后再做清洁灌肠。人工取便通常在清洁灌肠无效后按医嘱执行。用人工取便易刺激迷走神经,故心脏病、脊椎受损者须慎重使用。操作中如病人出现心悸、头晕时须立刻停止。

③腹泻病人的护理:去除原因。卧床休息,减少肠蠕动,注意腹部保暖。膳食调理:鼓励病人饮水,酌情给予清淡的流质或半流质食物,避免油腻、辛辣、高纤维食物。严重腹泻时可暂禁食。防治水和电解质紊乱。维持皮肤完整性:便后用软纸轻擦肛门,温水清洗,并在肛门周围涂油膏。密切观察病情,如疑为传染病则按肠道隔离原则护理。

④排便失禁病人的护理。保护皮肤:每次便后用温水洗净肛门周围及臀部皮肤,保持皮肤清洁干燥。帮助病人重建控制排便的能力:教会病人进行肛门括约肌及盆底部肌肉收缩锻炼。如无禁忌,保证病人每天摄入足量的液体。

⑤肠胀气病人的护理:养成良好的饮食习惯(细嚼慢咽);去除病因;鼓励病人适当活动;轻微胀气时,可行腹部热敷或腹部按摩、针刺疗法;严重胀气时,给予药物治疗或行肛管排气。

⑥大量不保留灌肠。

目的:解除便秘、肠胀气;清洁肠道为肠道手术、检查或分娩做准备;稀释并清除肠道内的有害物质,减轻中毒;灌入低温液体,为高热病人降温。灌肠溶液:常用0.1%～0.2%的肥皂液、生理盐水。成人每次用量为500～1000ml,小儿200～500ml。溶液温度一般为39～41℃,降温时用28～32℃,中暑用4℃。病人取左侧卧位。不能自我控制排便的病人可取仰卧位。灌肠筒内液面高于肛门40～60cm。在病人深呼吸时将肛管轻轻插入直肠7～10cm。打开开关,使液体缓缓流入。如病人感觉腹胀或有便意,可嘱病人张口深呼吸,放松腹部肌肉,并降低灌肠筒的高度以减慢流速或暂停片刻。如病人出现脉速、面色苍白、大汗、剧烈腹痛、心慌气促，此时可能发生肠道剧烈痉挛或出血，应立即停止灌肠，与医生联系，给予及时处理。

⑦注意事项：妊娠、急腹症、严重心血管疾病等病人禁忌灌肠。伤寒病人灌肠时溶液不得超过 500ml，压力要低（液面不得超过肛门 30cm）。肝昏迷病人灌肠，禁用肥皂水，以减少氨的产生和吸收。充血性心力衰竭和水钠潴留病人禁用 0.9%氯化钠溶液灌肠。降温灌肠时液体要保留 30 分钟，排便后 30 分钟，测量体温并记录。

⑧小量不保留灌肠。目的：软化粪便，解除便秘；排出肠道内的气体，减轻腹胀。常用灌肠液："1、2、3"溶液（50%硫酸镁 30ml、甘油 60ml、温开水 90ml）。溶液温度为 38℃。将肛管从肛门轻轻插入 7～10cm。嘱其尽量保留溶液 10～20 分钟再排便。

⑨清洁灌肠。甘露醇法：口服甘露醇溶液 1500ml（20%甘露醇 500ml+5%葡萄糖 1000ml 混匀）。一般服用后 15～20 分钟即反复自行排便。硫酸镁法：口服 25%硫酸镁 200ml（50%硫酸镁 100ml+5%葡萄糖盐水 100ml）后再口服温开水 1000ml。一般服后 15～30 分钟即可反复自行排便，2～3 小时内可排便 2～5 次。

⑩保留灌肠。常用溶液：灌肠溶液量不超过 200ml，温度 38℃。镇静、催眠用 10%水合氯醛；抗肠道感染用 2%小檗碱，0.5%～1%新霉素或其他抗生素溶液。慢性细菌性痢疾，病变部位多在直肠或乙状结肠，取左侧卧位。阿米巴痢疾病变多在回盲部，取右侧卧位。肛管插入肛门 15～20cm。药液注入完毕，再注入温开水 5～10ml，嘱病人尽量保留药液在 1 小时以上。

（3）肛管排气

①目的：帮助病人解除肠腔积气，减轻腹胀。

②病人取左侧卧位。将肛管轻轻插入直肠 15～18cm。如排气不畅，帮助病人更换体位或按摩腹部。若有气体排出，可见瓶内液面下有气泡逸出。保留肛管不超过 20 分钟。

经典试题

留置导尿术导尿管终点应保留的部位是（C）

　A. 前列腺　B. 睾丸　C. 膀胱　D. 输尿管　E. 肾盂

第十二节　药物疗法和过敏试验法

高频考点

1. 给药的基本知识

（1）药物的领取：必须凭医生的处方进行。

（2）药物的保管

①易挥发、潮解或风化的药物，如乙醇、过氧乙酸、碘酊、糖衣片等，应装瓶、盖紧瓶盖。

②易氧化和遇光易变质的药物，如维生素C、氨茶碱、盐酸肾上腺素等，应装在有色密盖瓶中，或放在黑纸遮光的纸盒内，放于阴凉处。

③易被热破坏的某些生物制品和抗生素，如抗毒血清、疫苗、胎盘球蛋白、青霉素皮试液等，应置于干燥阴凉（约20℃）处或冷藏于 2～10℃ 处保存。

④易燃易爆的药物，如乙醇、乙醚、环氧乙烷等，应单独存放，密闭瓶盖置于阴凉处，并远离明火。

⑤药物应按有效期先后，有计划地使用。

⑥病人个人专用的贵重或特殊药物应单独存放，并注明床号、姓名。

（3）给药的原则

①根据医嘱准确给药，对有疑问的医嘱，应及时向医生提出，切不可盲目执行，也不可擅自更改医嘱。

②严格执行查对制度。三查：指操作前、操作中、操作后查（查七对的内容）。七对：对床号、姓名、药名、浓度、剂量、用法、时间。

③安全正确用药。

④密切观察用药反应。

（4）给药的途径：常用的给药途径有口服、舌下含服、吸入、皮肤黏膜用药、直肠给药及注射等。除动、静脉注射药液直接进入血液循环外，其他药物均有一个吸收过程，吸收顺序依次为：吸入＞舌下含服＞直肠＞肌内注射＞皮下注射＞口服＞皮肤。

（5）给药的次数与时间：临床工作中常用外文缩写来描述给药时间、给药部位和给药次数等，医院常见外文缩写见表 1-3。

表 1-3　医院常用给药的外文缩写与中文译意

缩写	中文译意	缩写	中文译意
qd	每日 1 次	hs	临睡前
bid	每日 2 次	am	上午
tid	每日 3 次	pm	下午
qid	每日 4 次	St	立即
qh	每小时 1 次	DC	停止
q2h	每 2 小时 1 次	prn	需要时（长期备用）
q4h	每 4 小时 1 次	sos	需要时（限用 1 次，12 小时内有效）
q6h	每 6 小时 1 次	12n	中午 12 时
qm	每晨 1 次	12mn	午夜
qn	每晚 1 次	ID	皮内注射
qod	隔日 1 次	H	皮下注射
ac	饭前	IM	肌内注射
pc	饭后	IV	静脉注射
po	口服	ivgtt	静脉滴注

2．口服给药

（1）给药方法

①备齐用物。

②发药：核对床号、姓名，并询问病人名字，得到准确回答后才可发药。如病人提出疑问，应重新核对后再发药。如病人不在或因故暂不能服药，应将药物带回保管，适时再发或交班。提供温开水，协助病人服药，并确认病人服下药；对危重病人及不能自行服药的病人应喂药。鼻饲病人须将药物碾碎，用水溶解后，从胃管注入，再用少量温开水冲净胃管。

（2）注意事项

①须吞服的药物通常用 40～60℃温开水送下，切勿用茶水服药。

②婴幼儿、鼻饲或上消化道出血病人所用的固体药，发药前需将药片碾碎。

③增加或停用某种药物时，应及时告知病人。

④对牙齿有腐蚀作用的药物，如酸类和铁剂，应用吸水管吸服后漱口。

⑤缓释片、肠溶片、胶囊吞服时不可嚼碎；舌下含片应放舌下或两颊黏膜与牙齿之间待其溶化。

⑥健胃药宜在饭前服，助消化药及对胃黏膜有刺激性的药物宜在饭后服，催眠药在睡前服，驱虫药宜在空腹或半空腹服用。

⑦服用对呼吸道黏膜起安抚作用的药物，如止咳糖浆后不宜立即饮水。

⑧某些磺胺类药物经肾排出，尿少时易析出结晶堵塞肾小管，服药后要多饮水。

⑨服强心苷类药物时需加强对心率及节律的监测，脉率低于每分钟 60 次或节律不齐时应暂停服用，并告知医生。

3．雾化吸入疗法

（1）超声雾化

①目的：**湿化气道**；**控制呼吸道感染**；改善通气功能；解除支气管痉挛，保持呼吸道通畅；**预防呼吸道感染**。

②注意事项：水槽内应保持足够的水量（不可在缺水状态下长时间开机），水温不宜超过 50℃。先打开电源开关，打开雾化开关。先关雾化开关，再关电源开关。药杯及晶体

换能器质脆易破碎，操作时动作要轻。若病人因黏稠的分泌物经湿化后膨胀致痰液不易咳出时，应予以拍背以协助痰排出。连续使用雾化器时，中间需间隔 30 分钟。

（2）氧气雾化

①目的：同超声雾化吸入法。

②方法与注意事项：将药液稀释至 5ml，注入雾化器的药杯内。氧气湿化瓶内勿放水，以免液体进入雾化吸入器内使药液稀释。氧气流量为每分钟 6～8L。将吸嘴放入口中紧闭嘴唇深吸气，屏气 1～2 秒，用鼻轻轻呼气，如此反复，直至药液吸完为止。雾化结束，取出雾化器，关闭氧气开关。

4. 注射给药法

（1）注射原则

①严格遵守无菌操作原则：注射前护士必须洗手、戴口罩；注射后洗手。注射部位皮肤消毒：用棉签蘸取 2%碘酊，以注射点为中心向外螺旋式旋转涂擦，直径在 5cm 以上；待干后，用 75%乙醇以同法脱碘，待乙醇挥发后即可注射。或用 0.5%碘伏或安尔碘以同法涂擦消毒两遍，无须脱碘。注射器空筒的内壁、活塞、乳头和针头的针梗、针尖、针栓内壁必须保持无菌。

②严格执行"三查七对"，如同时注射多种药物，应检查药物有无配伍禁忌。

③注射时做到一人一套物品，包括注射器、针头、止血带、小棉枕。

④注射部位应避开神经、血管处（动、静脉注射除外），不可在炎症、瘢痕、硬结、皮肤受损处进针，对需长期注射的病人，应经常更换注射部位。

⑤现配现用注射药液。注射前排尽空气。

⑥注药前检查回血：动、静脉注射必须见有回血后方可注入药物。皮下、肌内注射如有回血，须拔出针头重新进针，不可将药液注入血管内。

⑦进针时不可将针梗全部刺入注射部位。

⑧应用减轻病人疼痛的注射技术：分散病人注意力，取

合适体位。注射时做到"二快一慢加匀速"，即进针、拔针快，推药速度缓慢并均匀。注射刺激性较强的药物时，应选用细长针头，进针要深。如需同时注射多种药物，一般应先注射刺激性较弱的药物，再注射刺激性强的药物。

（2）各种注射法

①皮内注射（ID）。目的：进行药物过敏试验，以观察有无过敏反应；预防接种；局部麻醉的起始步骤。重要步骤：注射部位：如药物过敏试验常选用前臂掌侧下段；预防接种常选用上臂三角肌下缘；局部麻醉则选择麻醉处。消毒皮肤：用75%乙醇消毒皮肤，忌用碘酊、碘伏消毒，以免影响对局部反应的观察。穿刺时针头斜面向上，与皮肤成5°刺入。待针头斜面完全进入皮内后，放平注射器。用绷紧皮肤手的拇指固定针栓，注入抽吸液0.1ml。若需做对照试验，则用另一注射器及针头，在另一前臂相应部位注入0.1ml生理盐水。拔针：注射完毕，迅速拔出针头，嘱病人勿按揉局部，以免影响结果的观察，20分钟后观察局部反应，做出判断。将过敏试验结果记录在病历上，阳性用红笔标记"＋"，阴性用蓝笔或黑笔标记"－"。注意事项：做药物过敏试验前，护士应详细询问病人的用药史、过敏史及家族史，如病人对需要注射的药物有过敏史，则不可做皮试。在为病人做药物过敏试验前，要备好急救药品，以防发生意外。药物过敏试验结果如为阳性反应，告知病人或家属，不能再用该种药物，并记录在病历上。

②皮下注射（H）。目的：注入小剂量药物，用于不宜口服给药而需在一定时间内发生药效时；预防接种；局部麻醉用药。重要步骤：注射部位常选用上臂三角肌下缘，也可选用两侧腹壁、后背、大腿前侧和外侧。穿刺针头斜面向上，与皮肤成30°～40°。进针不宜过深，一般将针梗的1/2～2/3刺入皮下，勿全部刺入，以免不慎断针增加处理的难度。抽动活塞，如无回血，缓慢推注药液。推药速度宜缓慢、均匀以减轻疼痛。拔针、按压至不出血。注意事项：对皮肤有刺激的药物一般不做皮下注射。对过于消瘦者，护士可捏起局

部组织，适当减小穿刺角度，<u>进针角度不宜超过45°</u>，以免刺入肌层。

③肌内注射（IM）。目的：注入药物，用于不宜或不能口服或静脉注射，且要求比皮下注射更快生效时。定位：<u>最常用的部位为臀大肌，其次为臀中肌、臀小肌、股外侧肌及上臂三角肌</u>。

臀大肌注射的定位方法如下。

十字法：从臀裂顶点向左侧或向右侧画一水平线，然后从髂嵴最高点做一垂线，将一侧臀部分为四个象限，其<u>外上象限并避开内角</u>（髂后上棘至股骨大转子连线），即为注射区。

联线法：<u>从髂前上棘至尾骨做一联线，其外上1/3处为注射部位</u>。臀中肌、臀小肌注射定位法：以示指尖和中指尖分别置于髂前上棘和髂嵴下缘处，<u>示指与中指构成的内角为注射区</u>。髂前上棘外侧三横指处（以病人的手指宽度为准）。股外侧肌注射定位法：大腿中段外侧。一般成人可取髋关节下10cm至膝关节的范围。此处可供多次注射，<u>尤适用于2岁以下幼儿</u>。上臂三角肌注射定位法：上臂外侧，肩峰下2～3横指处。此处只可做小剂量注射。

步骤：为使局部肌肉放松，嘱病人侧卧位时上腿伸直，下腿稍弯曲；俯卧位时足尖相对，足跟分开，头偏向一侧。穿刺：中指固定针栓，将针头迅速垂直刺入。消瘦者及患儿进针深度酌减。推药：抽动活塞，<u>如无回血</u>，缓慢注入药液。

注意事项：<u>对2岁以下婴幼儿不宜选用臀大肌注射</u>，最好选择臀中肌和臀小肌注射。若针头折断，应先稳定病人情绪，并嘱病人保持原位不动，固定局部组织，以防断针移位，同时尽快用无菌血管钳夹住断端取出；如断端全部埋入肌肉，应速请外科医生处理。对需长期注射者，应交替更换注射部位，并选用细长针头，以避免或减少硬结的发生。如出现局部硬结时，可采用热敷、理疗等方法予以处理。

④静脉注射。常用：四肢浅静脉。<u>头皮静脉：患儿静脉注射常用</u>。股静脉：股静脉位于股三角区，在股神经和股动脉的内侧。四肢静脉注射步骤：<u>选择粗直、弹性好、易于固</u>

定的静脉,避开关节和静脉瓣。在穿刺部位的下方垫小棉枕。在穿刺部位上方（近心端）约 6cm 处扎紧止血带。止血带末端向上。穿刺:与皮肤成 15°～30°自静脉上方或侧方刺入皮下,再沿静脉走向滑行刺入静脉,见回血,可再沿静脉走行进针少许。两松一固定:松开止血带,病人松拳,固定针头（如为头皮针,用胶布固定）。缓慢注入药液:注射对组织有强烈刺激性的药物,应另备抽有生理盐水的注射器和头皮针,注射穿刺成功后,先注入少量生理盐水,证实针头确在静脉内,再换上抽有药液的注射器进行推药。

⑤股静脉注射:病人取仰卧位,下肢伸直略外展外旋。消毒常规消毒局部皮肤并消毒术者左手示指和中指。确定穿刺部位:用左手示指于腹股沟扪及股动脉搏动最明显部位并给予固定。穿刺右手持注射器,针头和皮肤成 90°或 45°,在股动脉内侧 0.5cm 处刺入,抽动活塞,见有暗红色回血,提示针头已进入股静脉。如抽出血液为鲜红色,提示针头进入股动脉,应立即拔出针头,用无菌纱布紧压至无出血。

⑥静脉注射注意事项:对组织有强烈刺激性的药物,一定要在确认针头在静脉内后方可推注药液,以免药液外溢导致组织坏死。对需长期注射者,应有计划地由小到大,由远心端到近心端选择静脉。穿刺时一旦出现局部出血,立即拔出针头,按压局部,另选其他静脉重新穿刺。

⑦静脉注射失败的常见原因:针头刺入静脉过少,抽吸虽有回血,但松解止血带时静脉回缩,针头滑出血管,药液注入皮下。针头斜面未完全刺入静脉,部分在血管外,抽吸虽有回血,但推药时药液溢至皮下,局部隆起并有痛感。针头刺入较深,斜面一半穿破对侧血管壁,抽吸有回血,推注少量药液,局部可无隆起,但因部分药液溢出至深层组织,病人有痛感。针头刺入过深,穿破对侧血管壁,抽吸无回血。

5. 药物过敏试验

（1）青霉素过敏试验

①目的:判断患者可否使用青霉素治疗。

②青霉素过敏反应的预防:青霉素过敏试验前详细询问

病人的用药史、药物过敏史及家族过敏史。凡初次用药、停药 3 天后再用及在应用中更换青霉素批号时,均须按常规做过敏试验。皮肤试验液必须现配现用,浓度与剂量必须准确。严密观察病人首次注射后须观察 30 分钟,注意局部和全身反应,倾听病人主诉,并做好急救准备工作。皮试结果阳性者不可使用青霉素。如对皮试结果有怀疑,应在对侧前臂皮内注射生理盐水 0.1ml,以做对照,确认青霉素皮试结果为阴性方可用药。

③青霉素过敏试验方法:试验液的配制以每 1ml 含青霉素 200~500U 的皮内试验液为标准,注入剂量为 20~50U(0.1ml)。试验方法:确定病人无青霉素过敏史,于病人前臂掌侧下段皮内注射青霉素皮试溶液 0.1ml(含青霉素 20U 或 50U),**注射后观察 20 分钟**,20 分钟后判断并记录试验结果。试验结果判断:见表 1-4。

表 1-4　青霉素皮肤试验结果的判断

结果	局部皮丘反应	全身情况
阴性	大小无改变,周围无红肿,无红晕	无自觉症状,无不适表现
阳性	皮丘隆起增大,出现红晕,直径大于 1cm,周围有伪足伴局部痒感休克	可有头晕、心慌、恶心,甚至过敏性休克

④青霉素过敏反应的临床表现:青霉素过敏性休克多在注射后 5~20 分钟,甚至可在数秒内发生。

呼吸道阻塞症状:胸闷、气促、哮喘与呼吸困难,伴濒死感。

循环衰竭症状:**面色苍白,出冷汗、发绀,脉搏细弱,血压下降。**

中枢神经系统症状:面部及四肢麻木,意识丧失,抽搐或大小便失禁等。

其他过敏反应表现:可有荨麻疹,恶心、呕吐、腹痛与腹泻等。

⑤青霉素过敏反应的处理：立即停药，协助病人平卧，报告医生，就地抢救。遵医嘱立即皮下注射 0.1%盐酸肾上腺素。盐酸肾上腺素是抢救过敏性休克的首选药物。给予氧气吸入。必要时行气管切开。根据医嘱静脉注射地塞米松 5～10mg；应用抗组胺类药物，如盐酸异丙嗪 25～50mg 或苯海拉明 40mg。静脉滴注 10%葡萄糖溶液或平衡溶液扩充血容量。如血压仍不回升，可按医嘱加入多巴胺或去甲肾上腺素静脉滴注。若发生呼吸心搏骤停，立即进行复苏抢救。

（2）其他药物

①链霉素过敏试验

试验液的配制：以每毫升试验液含链霉素 2500U 为标准。链霉素过敏反应的临床表现及处理与青霉素过敏大致相同。链霉素的毒性反应比过敏反应更常见、更严重，可出现全身麻木、抽搐、肌肉无力、眩晕、耳鸣、耳聋等症状。病人若有抽搐，可用 10%葡萄糖酸钙或 5%氯化钙，静脉缓慢推注；病人若有肌肉无力、呼吸困难，宜用新斯的明皮下注射或静脉注射。

②破伤风过敏试验

皮内试验：取皮试液 0.1ml（内含 TAT15U）做皮内注射，20 分钟后判断皮试结果。

阴性：局部无红肿、全身无异常反应。

阳性：皮丘红肿，硬结直径大于 1.5cm，红晕范围直径超过 4cm，有时出现伪足或有痒感。如皮试结果为阴性，可把所需剂量一次肌内注射。如结果为阳性，需采用脱敏注射法。

TAT 脱敏注射法：是将所需要的 TAT 剂量分次少量注入体内（表 1-5）。日后如再用 TAT，还需重做皮内试验。采用 TAT 脱敏注射时，预先应按抢救过敏性休克的要求准备好急救物品。

表 1-5 破伤风抗毒素脱敏注射法

次数	TAT（ml）	加 0.9%氯化钠溶液（ml）	注射途径
1	0.1	0.9	肌内注射
2	0.2	0.8	肌内注射
3	0.3	0.7	肌内注射
4	余量	稀释至 1ml	肌内注射

按表 1-5 每隔 20 分钟肌内注射 TAT 1 次，直至完成总剂量注射（TAT1500U）。如发现病人有面色苍白、发绀、荨麻疹及头晕、心搏等不适或过敏性休克时，应立即停止注射并配合医生进行抢救。如过敏反应轻微，可待症状消退后，酌情将剂量减少、注射次数增加，在密切观察病人情况下，使脱敏注射顺利完成。

③普鲁卡因过敏试验：过敏试验方法皮内注射 0.25%普鲁卡因溶液 0.1ml，20 分钟后观察试验结果并记录。结果的判断和过敏反应的处理同青霉素过敏试验及过敏反应的处理。

④细胞色素 C 过敏试验：细胞色素 C 用药前须做过敏试验。

皮内试验：皮内注射 0.1ml（含细胞色素 C 0.075mg）。20 分钟后观察结果。局部发红、直径＞1cm，出现丘疹者为阳性。

划痕试验：取细胞色素 C 原液（每 1ml 含细胞色素 C7.5mg）1 滴进行划痕。

⑤碘过敏试验：凡首次用药者应在碘造影前 1～2 天做过敏试验，结果为阴性时方可做碘造影检查。有口服法、皮内注射法、静脉注射法。虽过敏试验阴性，但造影时仍需备好急救药品。

🎍经典试题

下列外文缩写的中文译意，哪项是错误的（B）

A．qod——隔日 1 次　B．hs——每晚 1 次　C．qd——每日 1 次

D. qid——每日 4 次　　E. biw——每周 2 次

第十三节　静脉输液和输血法

🎖 **高频考点**

1. 静脉输液

（1）目的：①补充水分及电解质。②增加循环血量，改善微循环。③供给营养物质。④输入药物。

（2）常用溶液及作用

①晶体溶液：葡萄糖溶液、等渗电解质溶液、碱性溶液、高渗溶液。

②胶体溶液。右旋糖酐溶液：中分子右旋糖酐可提高血浆胶体渗透压和扩充血容量；低分子右旋糖酐可降低血液黏稠度，防止血栓形成。代血浆：作用与低分子右旋糖酐相似，常用羟乙基淀粉。血液制品：扩大血容量，补充蛋白质和抗体。常用 5%白蛋白和血浆蛋白等。

③静脉高营养液：复方氨基酸、脂肪乳等。

（3）常用静脉输液法

①周围静脉输液法：包括密闭式输液法、静脉留置针输液法。

②密闭式输液法：在穿刺点上方 6～8cm 处扎止血带。松开止血带，嘱病人松拳，打开调节器调节滴速。

③静脉留置针输液法操作：在穿刺点上方 8～10cm 处扎止血带。使针头与皮肤成 15°～30°进针。输液完毕，需要封管。拔出输液器针头，常规消毒静脉帽的胶塞，用注射器向静脉帽内注入封管液。再次输液的处理：常规消毒静脉帽胶塞，将静脉输液针头插入静脉帽内完成输液。

④注意事项：一般静脉留置针可以保留 3～5 天，最好不要超过 7 天。

（4）输液速度的调节

①原则：通常情况下，成人 40～60 滴/分，儿童 20～40 滴/分。对有心、肺、肾疾病的病人，老年病人、婴幼儿

及输注**高渗、含钾**或**升压药液**的病人,要适当减慢输液速度;对严重脱水,心肺功能良好者可适当加快输液速度。

②**计算方法**

$$输液时间（小时）=\frac{液体总量（ml）\times 点滴系数}{每分钟滴数\times 60（分钟）}$$

$$每分钟滴数=\frac{液体总量（ml）\times 点滴系数}{输液时间（分钟）}$$

（5）常见输液故障及排除方法

①**溶液不滴**:针头滑出血管外:可见局部肿胀并有疼痛。处理:将针头拔出,另选血管重新穿刺。针头斜面紧贴血管壁。处理:调整针头位置或变换体位。针头阻塞:挤压输液管,若感觉有阻力,松手又无回血。处理:更换针头,重新选择静脉穿刺。压力过低。处理:适当抬高输液瓶或放低肢体位置。静脉痉挛。处理:局部进行热敷以缓解痉挛。

②**墨菲滴管液面过高**:滴管侧壁有调节孔时,夹紧滴管上端的输液管,打开调节孔至液面下降合适。无调节孔时,可将输液瓶取下,倾斜输液瓶,使插入瓶内的针头露出液面,至液面下降合适。

③**墨菲滴管内液面过低**:有调节孔时夹紧滴管下端的输液管,打开调节孔,至液面上升合适。无调节孔时,夹紧滴管下端的输液管,用手挤压滴管,迫使输液瓶内的液体下流至滴管内。

④**墨菲滴管内液面自行下降**:应检查滴管上端输液管与滴管的衔接是否松动、滴管有无漏气或裂隙,必要时更换输液器。

（6）常见输液反应及护理

①**发热反应**:多发生于输液后数分钟至1小时。病人表现为**发冷、寒战、发热**。预防:输液前认真检查。处理:发热反应轻者,应立即减慢点速度或停止输液,并及时通知医生;发热反应严重者,应立即停止输液,并**保留剩余**

溶液和输液器，必要时送检验科做细菌培养，以查找发热反应的原因。

②循环负荷过重反应（急性肺水肿）：病人突然出现呼吸困难、胸闷、咳嗽、**咳粉红色泡沫样痰**。预防：注意控制输液的速度和输液量。处理：立即停止输液并迅速通知医生。可协助病人**取端坐位**，双腿下垂，减轻心脏负担。同时安慰病人。给予高流量（每分钟 6～8L）氧气吸入，湿化瓶内加入 20%～30%的乙醇溶液，以减低肺泡内泡沫表面的张力，使泡沫破裂消散。

③静脉炎：沿静脉走向出现**条索状红线**，局部组织发红、肿胀、灼热、疼痛。预防：严格执行无菌技术操作，对血管壁有刺激性的药物应充分稀释后再应用，放慢点滴速度，并防止药液漏出血管外。有计划地更换输液部位，以保护静脉血管。处理：停止在此部位静脉输液，并将**患肢抬高、制动**。局部用 50%硫酸镁或 95%乙醇溶液行**湿热敷**。

④空气栓塞：病人感到胸部异常不适或有胸骨后疼痛，随即发生呼吸困难和严重的发绀，并伴有濒死感。听诊心前区可闻及响亮的、持续的"水泡声"。预防：输液前排尽输液导管内的空气。输液过程中加强巡视。输液完毕及时拔针。拔出较粗的、近胸腔的深静脉导管后，立即密封穿刺点。处理：立即将病人置于**左侧卧位**，并保持**头低足高位**。该体位有助于气体浮向右心室尖部，避免阻塞肺动脉入口。给予高流量氧气吸入。

2. **静脉输血**　是将全血或成分血如血浆、红细胞、白细胞或血小板等通过静脉输入体内的方法。

（1）输血的目的

①补充血容量：用于失血、失液引起的血容量减少或休克病人。

②纠正贫血：用于**严重贫血**和某些慢性消耗性疾病的病人。

③补充血浆蛋白：维持血浆胶体渗透压，**减轻水肿**。用于**低蛋白血症**及大出血、大手术的病人。

④补充各种凝血因子和血小板：用于凝血功能障碍（如血友病）及大出血的病人。

⑤补充抗体、补体等血液成分：用于严重感染的病人。

⑥排除有害物质：用于一氧化碳、苯酚等化学物质中毒。

（2）静脉输血的原则

①输血前必须做血型鉴定及交叉配血试验。

②无论是输全血还是输成分血，均应选用同型血液输注。但在紧急情况下，可选用 O 型血输给病人。

③病人如果需要再次输血，则必须重新做交叉配血试验。

（3）血液制品的种类

①全血：指采集的血液未经任何加工而全部保存备用的血液。

新鲜血：指在 4℃常用抗凝保养液中保存 1 周内的血液，适用于血液病病人。

库存血：库存血在 4℃环境下可以保存 2～3 周。大量输注库存血可以导致酸中毒和高血钾的发生。库存血适用于各种原因引起的大出血。

②成分血

血浆：新鲜血浆：含所有凝血因子，适用于凝血因子缺乏的病人。保存血浆：适用于血容量及血浆蛋白较低的病人。冰冻血浆。干燥血浆。

红细胞

浓缩红细胞：适用于携氧功能缺陷和血容量正常的贫血病人。

洗涤红细胞：含抗体物质少，适用于器官移植术后病人及免疫性溶血性贫血病人。

红细胞悬液：适用于战地急救及中小手术。

③白细胞浓缩悬液。

血小板浓缩悬液：用于血小板减少或功能障碍性出血的病人。

各种凝血制剂：可有针对性地补充某些凝血因子的缺乏，如凝血酶原复合物等。

其他血液制品：清蛋白制剂、纤维蛋白原、抗血友病球蛋白浓缩剂。

（4）血型及交叉配血试验：<u>直接交叉和间接交叉试验结果都为阴性，方可进行输血。</u>

（5）静脉输血的方法

①**输血前的准备**

备血：根据医嘱认真填写输血申请单，并抽取病人静脉血标本 2ml，<u>将血标本和输血申请单一起送血库做血型鉴定和交叉配血试验。</u>

取血：根据输血医嘱，护士凭提血单到血库取血，<u>并和血库人员共同"三查八对"。</u>核对完毕，护士在交叉配血试验单上签字后方可提血。

取血后：血液自血库取出后，勿剧烈振荡。<u>库存血不能加温，需在室温下放置 15～20 分钟后再输入。</u>

输血前：<u>需与另一个护士再次进行核对，确定无误并检查血液无凝块后方可输血。</u>

知情同意：<u>输血前，应先取得病人的理解并征求病人的同意，签署知情同意书。</u>

②输血法：有间接静脉输血法和直接静脉输血法两种。

评估病人并向其解释。

间接输血法步骤

再次检查核对：将用物携至病人床旁，与另一位护士一起再次核对和检查。

建立静脉通道，<u>输入少量生理盐水。</u>

摇匀血液：以手腕旋转动作将血袋内的血液轻轻摇匀。

连接血袋进行输血。操作后查对。

控制和调节滴速：开始输入时速度宜慢。

续血时的处理：2 袋血液之间<u>输入少量生理盐水。</u>

输血完毕后的处理：用上述方法继续滴入生理盐水，直到将输血器内的血液全部输入体内再拔针。输血完毕后，将输血袋送至输血科保留 24 小时。

③注意事项

输血前后及两袋血之间需要滴注少量生理盐水，以防发生不良反应。

血液内不可随意加入其他药品，如钙剂。

输血过程中，加强巡视，观察有无输血反应的征象。

严格掌握输血速度，对年老体弱、严重贫血、心力衰竭病人应谨慎，滴速宜慢。

输完的血袋送回输血科保留 24 小时，以备查验。

（6）常见输血反应及护理

①**发热反应**：最常见。可发生在输血过程中或输血后1～2 小时，病人先有发冷、寒战，继之出现高热，体温可达 38～41℃，可伴有皮肤潮红、头痛、恶心、呕吐、肌肉酸痛等。

预防：严格管理血库保养液和输血用具，有效预防致热原，严格执行无菌操作。

处理：轻者减慢输血速度；重者应立即停止输血，给予对症处理，并及时通知医生；必要时遵医嘱给予解热镇痛药和抗过敏药；将输血器、剩余血连同储血袋一并送检。

②**过敏反应**：大多发生在输血后期或即将结束输血时。a. 轻度，皮肤瘙痒，局部或全身出现荨麻疹。b. 中度，眼睑、口唇高度水肿。也可发生喉头水肿，表现为呼吸困难。c. 重度，过敏性休克。

预防：正确管理血液和血制品；选用无过敏史的供血者；供血者在采血前 4 小时内不宜吃高蛋白和高脂肪的食物；对有过敏史的病人，输血前根据医嘱给予抗过敏药物。

处理：轻者减慢输血速度，给予抗过敏药物，如苯海拉明；中、重度过敏反应，应立即停止输血，通知医生，根据医嘱皮下注射 1：1000 肾上腺素 0.5～1ml 或静脉滴注氢化可的松等抗过敏药物；对症处理。

③**溶血反应**：轻者与发热反应相似，重者在输入 10～15ml 血液时即可出现症状，死亡率高。

第一阶段：病人出现头部胀痛，面部潮红，恶心、呕吐，心前区压迫感，四肢麻木，**腰背部剧烈疼痛**等反应。

第二阶段：**黄疸和血红蛋白尿**（尿呈酱油色），同时伴有寒战、高热、呼吸困难等。

第三阶段：急性肾衰竭，表现为少尿或无尿，严重者可致死亡。

预防：认真做好血型鉴定与交叉配血试验；输血前认真查对；严格遵守血液保存规则，不可使用变质血液。

处理：立即停止输血，并通知医生。给予氧气吸入，建立静脉通道，遵医嘱用药。将余血、病人血标本和尿标本送检。双侧腰部封闭，热水袋热敷双侧肾区，保护肾脏。碱化尿液。

④与大量输血有关的反应。循环负荷过重：即肺水肿。出血倾向：表现为皮肤、黏膜瘀斑，穿刺部位大块淤血或手术伤口渗血。护理：每输入库存血 3~5U，应补充 1U 的新鲜血。**枸橼酸钠中毒反应**。原因：大量输血使枸橼酸钠大量进入体内与血中的游离钙结合使血钙浓度下降。临床表现：病人出现手足抽搐，血压下降，心率缓慢。心电图出现 Q-T 间期延长，甚至心搏骤停。护理：遵医嘱常规每输入库存血 1000ml，静脉注射 10%葡萄糖酸钙 10ml，防止发生低血钙。

经典试题

输液引起肺水肿的典型症状是（E）

    A. 发绀、胸闷   B. 心悸、烦躁不安

    C. 胸闷、咳嗽   D. 面色苍白、血压下降

    E. 呼吸困难、咳粉红色痰

第十四节　标本采集

高频考点

一、标本采集的原则

1. 遵照医嘱。认真查对医生填写的检验申请单，申请人签全名。

2. 充分准备。

3．严格查对。

4．正确采集：采集细菌培养标本，要严格遵守无菌技术的操作原则，并在使用抗生素前采集。

5．及时送检。

二、静脉血液标本的采集

1．目的

（1）全血标本：测定红细胞沉降率、血常规及血液中某些物质如血糖、尿素氮、肌酐、尿酸、肌酸、血氨的含量。

（2）血清标本：测定肝功能、血清酶、脂类、电解质等。

（3）血培养标本：培养检测血液中的病原菌。

2．采血

（1）注射器采血

①血培养标本：将血液注入血培养瓶内，轻轻摇匀。

②全血标本：将血液沿管壁缓慢注入盛有抗凝药的试管内，轻轻摇动，使血液与抗凝药充分摇匀，避免血液凝固。

③血清标本：取下针头，将血液沿管壁缓慢注入干燥试管内。

（2）真空采血器采血：穿刺见回血后，将采血针另一端拔掉护套，然后刺入真空管。松止血带，采血至需要量。

3．注意事项

（1）静脉血液标本最好于起床后1小时内采集。做生化检验，应在清晨空腹时采血。采集细菌培养标本尽可能在使用抗生素前或伤口局部治疗前、高热寒战期采集标本。

（2）严禁在输液、输血的针头处抽取血标本，最好在对侧肢体采集；若女性病人做了乳腺切除术，应在手术对侧手臂采血。

（3）同时抽取不同种类的血标本，应先将血液注入血培养瓶，然后注入抗凝管，最后注入干燥试管。一般血培养取血5ml，对亚急性细菌性心内膜炎病人，为提高培养阳性率，采血10～15ml。

三、动脉血标本采集法

1．目的　采集动脉血标本，做血液气体分析。

2．采血　普通注射器采血与动脉血气针采血。

3．注意事项

（1）普通注射器穿刺前先抽吸肝素 0.5ml，湿润注射器管腔后弃去余液，以防血液凝固。

（2）桡动脉穿刺点为前臂掌侧腕关节上 2cm、动脉搏动明显处；股动脉穿刺点在腹股沟股动脉搏动明显处。新生儿宜选择桡动脉穿刺。

（3）拔针后局部用无菌纱布或沙袋加压止血，以免出血或形成血肿。

（4）针头拔出后立即刺入软木，注射器内不可有空气，立即送检。采血量一般为 0.1～1ml。

（5）有出血倾向者慎用动脉穿刺法采集动脉血标本。

四、尿液标本的采集

1．目的

（1）尿常规标本：用于检查尿液的颜色、透明度，测定比重，检查有无细胞和管型，并做尿蛋白和尿糖定性检测等。

（2）尿培养标本：用于细菌培养或细菌敏感试验，以了解病情，协助临床诊断和治疗。

（3）12 小时或 24 小时尿标本：用于各种尿生化检查和尿浓缩检查结核分枝杆菌等检查。

2．步骤

（1）备齐用物，贴化验单，核对。

（2）收集尿液标本

①尿常规标本：留取晨尿留于容器内。

②尿培养标本：按导尿术清洁、消毒外阴，接取中段尿 5～10ml；导尿术留取。

③12 小时或 24 小时尿标本：留取 12 小时尿标本，嘱病人于下午7时排空膀胱后开始留取尿液至次晨上午7时留取最后一次尿液；若留取 24 小时尿标本，嘱病人于上午 7时排空膀胱后，开始留取尿液，至次晨上午7时留取最后一次尿液。留取最后一次尿液后，将 12 小时或 24 小时的全部尿液盛于集尿瓶内，测总量，记录于检验单上。

3．注意事项

（1）女性病人月经期不宜留取尿标本。做早孕诊断试验应留取晨尿。

（2）留取 12 小时或 24 小时尿标本，根据检验项目要求在瓶内加防腐剂。

4．常用防腐剂的用法　见表1-6。

表1-6　常用防腐剂的用法

防腐剂	作用	用法	临床应用
甲醛	防腐和固定尿中有机成分	每 30ml 尿液加40%甲醛 1 滴	艾迪计数（12 小时尿细胞计数）等
浓盐酸	保持尿液在酸性环境中，防止尿中激素被氧化	24 小时尿中共加5～10ml	内分泌系统的检查，如 17-酮类固醇、17-羟类固醇等
甲苯	甲苯保持尿中化学成分不变	每100ml 尿液中加0.5%～1% 甲苯2ml。如果测定尿中钠、钾、氯、肌酐、肌酸等则需加10ml	尿蛋白定量、尿糖定量检查

五、粪便标本的采集

1．目的

（1）常规标本：用于检查粪便的性状、颜色、细胞等。

（2）培养标本：用于检查粪便中的致病菌。

（3）隐血标本：用于检查粪便内肉眼不能察见的微量血液。

（4）寄生虫标本：用于检查粪便中的寄生虫、幼虫及虫卵计数检查。

2．收集粪便标本

（1）常规标本：病人排便于清洁便盆内。用检便匙取中央部分或黏液脓血部分约 5g，置于检便盒内送检。

（2）培养标本：病人排便于消毒便盆内。用无菌棉签取中央部分粪便或黏液脓血部分 2～5g 置于培养瓶内，盖紧瓶塞送检。

（3）隐血标本：按常规标本留取。

（4）寄生虫及虫卵标本：检查阿米巴原虫时将便器加温至接近人体的体温。排便后标本连同便盆立即送检。

3．注意事项

（1）采集隐血标本时，嘱病人检查前三天禁食肉类、动物肝、血和含铁丰富的药物、食物，三天后采集标本，以免造成假阳性。

（2）采集寄生虫标本时，如病人服用驱虫药或做血吸虫孵化检查，应该留取全部粪便。

（3）检查阿米巴原虫，在采集标本前几天，不应给病人服用钡剂、油质或含金属的泻药，以免金属制剂影响阿米巴虫卵或胞囊的显露。

📎 **经典试题**

护士要给某一检查 17-羟类固醇的 24 小时尿标本加入浓盐酸 5～10ml，目的是（A）

A．防止尿中激素被氧化　　　B．固定尿中有机成分

C．保持尿液的化学成分不变　D．避免尿液被污染变质

E．防止尿液颜色改变

第十五节　病情观察和危重病人的抢救

🏃 **高频考点**

1．病情观察

（1）**意识状态**

①嗜睡：是最轻度的意识障碍。病人处于持续睡眠状态，但能被言语或轻度刺激唤醒，醒后能正确、简单而缓慢地回答问题。

②意识模糊：其程度较嗜睡深，表现为思维和语言不连

贯，可有错觉、幻觉、躁动不安、谵语或精神错乱。

③昏睡：病人处于熟睡状态，不易唤醒。压迫眶上神经、摇动身体等强刺激可被唤醒，醒后答话含糊或答非所问，停止刺激后即又进入熟睡状态。

④昏迷：最严重的意识障碍：a. **浅昏迷**，意识大部分丧失，无自主运动，对声、光刺激无反应，对疼痛刺激（如压迫眶上缘）可有痛苦表情及躲避反应。瞳孔对光反射、角膜反射、眼球运动、吞咽反射、咳嗽反射等可存在。b. **深昏迷**，意识完全丧失，对各种刺激均无反应。

（2）瞳孔

①缩小：指瞳孔直径小于2mm，如果瞳孔直径小于1mm称为针尖样瞳孔。单侧瞳孔缩小常提示同侧小脑幕裂孔疝早期；双侧瞳孔缩小，常见于有机磷农药、氯丙嗪、吗啡等中毒。

②变大：瞳孔直径大于5mm。一侧瞳孔扩大、固定，常提示同侧颅内病变所致的小脑幕裂孔疝；双侧瞳孔散大，常见于颅内压增高、颅脑损伤、颠茄类药物中毒及濒死状态。

③对光反应消失：常见于危重或深昏迷病人。

2. 抢救室的管理与抢救设备管理

（1）抢救室的管理

①做好核对工作：各种急救药物须经两人核对，核对正确后方可使用。抢救中各种药物的空安瓿、输液空瓶、输血空瓶（袋）等应集中放置，以便统计和查对。

②及时、准确做好各项记录。抢救时间记录包括：病人到达的时间、医生到达的时间、抢救措施落实的时间、病情变化的时间。

（2）吸氧法

①血气分析检查是监测用氧效果的客观指标，当病人PaO_2低于50mmHg（6.6kPa）时，应给予吸氧。

②吸氧方法

鼻氧管给氧法：是将鼻氧管前端插入鼻孔内约1cm，导管环固定稳妥即可。注意事项：使用氧气时，应先调节流量后应用。停用氧气时，应先拔出导管，再关闭氧气开关。常用湿化液灭菌蒸馏水。急性肺水肿用 20%～30%乙醇，具有降低肺泡内泡沫的表面张力，改善肺部气体交换，减轻缺氧症状的作用。

鼻塞法：适用于长期吸氧的病人。

口鼻部供氧：氧流量一般需每分钟 6～8L。适用于张口呼吸且病情较重病人。

氧气头罩法：主要用于小儿。

氧气枕法：用于家庭氧疗、危重病人的抢救或转运途中，以枕代替氧气装置。

氧气浓度与流量的关系：**吸氧浓度（％）=21+4×氧流量（升/分）**。

在氧疗过程中勿随意调节氧流量。吸氧浓度＞60%，持续 24 小时，会发生氧中毒，表现为胸骨下不适、疼痛、灼热感，继而出现呼吸增快、恶心、呕吐、烦躁、断续的干咳。预防措施是避免长时间、高浓度氧疗，经常做血气分析，动态观察氧疗的治疗效果。

（3）吸痰法

①调节负压，一般成人 40.0～53.3kPa（300～400mmHg）。

②吸痰前在试吸罐中试吸少量生理盐水。

③吸痰先吸口腔泌物，再吸气管内分泌物，再吸口（鼻）部。采取左右旋转并向上提管的手法，以利于呼吸道分泌物的充分吸尽。每次吸痰时间＜15 秒。吸痰管退出时，在冲洗罐中用生理盐水抽吸，一根吸痰导管只使用一次。

（4）洗胃法

①目的：a．解毒清除胃内毒物或刺激物；b．减轻胃黏膜水肿。

②方法

口服催吐法：用于服毒量少的清醒合作者。

洗胃溶液：按医嘱根据毒物性质准备洗胃溶液（表 1-7）。一般用量为 10 000～20 000ml，将洗胃溶液温度调节到 25～38℃为宜。

表1-7 常用洗胃溶液

毒物种类	常用溶液	禁忌药物
酸性物	镁乳、蛋清水、牛奶	
碱性物	5%醋酸、白蜡、蛋清水、牛奶	
1605、1059、4049（乐果）	2%～4%碳酸氢钠溶液	高锰酸钾
敌百虫	1%盐水或清水，1∶15 000～1∶20 000 高锰酸钾	碱性药物
DDT（灭害灵）、六六六	温开水或生理盐水洗胃，50%硫酸镁导泻	油性药物
酚类	50%硫酸镁导泻，温开水或植物油洗胃至无酚味为止，洗胃后多次服用牛奶、蛋清保护胃黏膜	液状石蜡
巴比妥类（安眠药）	1∶15 000～1∶20 000 高锰酸钾，硫酸钠导泻	硫酸镁
异烟肼（雷米封）	1∶15 000～1∶20 000 高锰酸钾，硫酸钠导泻	
磷化锌	1∶15 000～1∶20 000 高锰酸钾、0.5%硫酸铜洗胃、0.5%～1%硫酸铜溶液每次 10ml，每 5～10 分钟口服 1 次，配合用压舌板等刺激舌根引吐	鸡蛋、牛奶、脂肪及其他油类食物

方法：病人取<u>坐位</u>，每次饮洗胃液量 <u>300～500ml</u>。自呕和（或）用压舌板刺激舌根催吐。反复自饮-催吐，直至吐出的灌洗液澄清无味，则表示毒物已基本洗干净。

电动吸引器洗胃：<u>一次灌洗量不得超过 500ml</u>，否则易出现危险。

全自动洗胃机洗胃：洗胃过程中，如病人有腹痛、休克、洗出液呈血性，应立即停止洗胃，采取相应的急救措施。幽门梗阻病人洗胃，可在饭后 4～6 小时或空腹进行。胃内潴留量＝洗出量－灌入量。

③注意事项：首先注意了解病人中毒情况。洗胃适应证：非腐蚀性毒物中毒，如有机磷、安眠药、重金属类、生物碱及食物中毒等。禁忌证：<u>强腐蚀性毒物（如强酸、强碱）中毒、肝硬化伴食管-胃底静脉曲张、胸主动脉瘤、近期内有上消化道出血及胃穿孔、胃癌等</u>。病人吞服强酸、强碱等腐蚀性药物，禁忌洗胃，以免造成穿孔。可按医嘱给予药物或迅速给予物理性对抗剂，如牛奶、豆浆、蛋清、米汤等以保护胃黏膜。上消化道溃疡、食管静脉曲张、胃癌等病人一般不洗胃，昏迷病人洗胃应谨慎。急性中毒病人，应紧急采用"口服催吐法"，必要时进行洗胃。选择合适的洗胃液：<u>当中毒物质不明时，先抽胃液检查，洗胃溶液可选用温开水或生理盐水</u>。待毒物性质明确后，再采用对抗剂洗胃。

（5）人工呼吸器的使用

①简易呼吸器：由呼吸囊、呼吸活瓣、面罩及衔接管组成。一次挤压可有 500ml 左右，频率保持在 16～20 次/分。

②人工呼吸机：用于危重病人，长期循环、呼吸支持者。

通气量不足：病人可出现烦躁不安、多汗、皮肤潮红、血压升高、脉搏加速；<u>通气过度：病人可出现昏迷、抽搐等碱中毒症状</u>；通气量适宜：病人安静，呼吸合拍，血压、脉搏正常。

经典试题

给病人行呼吸机辅助呼吸时过度通气的表现是（B）

A. 烦躁不安　　　　B. 抽搐、昏迷

C. 皮肤潮红、多汗　D. 表浅静脉充盈消失

E. 血压升高、脉搏加快

第十六节　水、电解质、酸碱平衡失调病人的护理

高频考点

1. 体液组成及分布　细胞内、外液渗透压基本相等，

正常为 290～310mmol/L。

2．水与电解质平衡及调节

（1）水平衡：正常人每日水的摄入和排出处于动态平衡之中。

（2）电解质平衡：维持体液电解质平衡的主要电解质为 Na^+ 和 K^+。

①钠的平衡：正常血清钠浓度为 135～145mmol/L。

②钾的平衡：血清中钾的浓度为 3.5～5.5mmol/L。

（3）体液容量与渗透压平衡的调节：通过肾素-血管紧张素-醛固酮系统来恢复和维持血容量，通过下丘脑-神经垂体-抗利尿激素系统来恢复和维持体液的正常渗透压。

3．酸碱平衡及调节

（1）缓冲系统：血浆中重要的缓冲对有 HCO_3^- / H_2CO_3、HPO_4^{2-}/$H_2PO_4^-$ 和 Pr^-/Hpr。其中以 HCO_3^- / H_2CO_3 最为重要。

（2）脏器调节：肺与肾。

4．水和钠代谢紊乱

（1）病因

①等渗性缺水：a．消化液的急性丧失，如大量呕吐、肠外瘘等；b．体液丧失，如急性腹膜炎、肠梗阻、大面积烧伤早期等。丧失的体液成分与细胞外液基本相同。

②低渗性缺水：a．消化液持续性丢失致钠盐丢失过多，如反复呕吐、长期胃肠减压或慢性肠梗阻等；b．大创面的慢性渗液；c．长期使用排钾利尿药。

③高渗性缺水：a．水分摄入不足，如吞咽困难、禁食等；b．水分丧失过多，如大面积烧伤暴露疗法、大面积开放性损伤创面蒸发大量水分等。

④水中毒：a．肾功能不全，排尿能力下降；b．各种原因引起 ADH 分泌过多；c．机体摄水过多或静脉补液过多。

（2）临床表现

①等渗性缺水：病人出现恶心、呕吐、畏食、口唇干燥、眼窝凹陷、皮肤弹性降低及少尿等症状，但不口渴。若丧失的是大量胃液，可伴发代谢性碱中毒。

②低渗性缺水：a．轻度，血清钠＜135mmol/L，病人

感到疲乏、头晕、手足麻木；尿量增多，尿中 Na^+ 减少。b. 中度，血清钠<130mmol/L，伴恶心、呕吐、脉搏细速、视物模糊、血压不稳定或下降、尿量减少。c. 重度，血清钠<120mmol/L，常发生休克，病人神志不清、木僵。

③高渗性缺水：a. 轻度，缺水量占体重 2%～4%，只有口渴症状。b. 中度，缺水 4%～6%，病人极度口渴、烦躁、皮肤弹性差、眼窝凹陷、尿少。c. 重度，缺水量大于体重 6%，出现脑功能障碍的表现，如幻觉、谵妄，甚至昏迷。

④水中毒：a. 急性水中毒，颅内压增高，头痛、躁动，甚至昏迷，严重者发生脑疝；b. 慢性水中毒，可出现软弱无力、恶心、呕吐，一般无凹陷性水肿。

（3）治疗要点

①等渗性缺水：处理病因，防止或减少水、钠的继续丧失，并积极补充。

②低渗性缺水：积极治疗原发病，静脉输注高渗盐水或含盐溶液。

③高渗性缺水：尽早去除病因，防止体液继续丢失。鼓励病人饮水，无法口服者经静脉输入 5%葡萄糖溶液或0.45%低渗盐水。

④水中毒：立即停止水分摄入。轻者在机体排出多余的水分后，水中毒即可解除。严重者需用利尿药以促进水排出。

（4）护理措施

①等渗性缺水：维持充足的体液量。

去除病因：以减少体液的丢失。

实施液体疗法：对已发生缺水的病人，遵医嘱及时补充液体。补液时严格遵循定量、定性和定时的原则。

定量：包括生理需要量、已经损失量和继续损失量三部分。

定性：等渗性缺水时应补充等渗盐溶液。

定时：若各脏器代偿功能良好，应按先快后慢的原则进行分配，即第一个 8 小时补充总量的 1/2，剩余 1/2 总量在后 16 小时内均匀输入。

②低渗性缺水：遵医嘱补充等渗或高渗盐水。其他护理

措施参见等渗性缺水。

③高渗性缺水：维持充足的体液量，鼓励病人饮水或遵医嘱经静脉输注非电解质溶液。注意补液时先适当给予葡萄糖溶液，再给予晶体溶液。必要时适当补钠，避免低钠血症。其他补液护理参见等渗性缺水。做好口腔护理，对于不能饮水者，鼓励病人漱口，必要时润唇。

④水中毒：纠正体液量过多。去除病因和诱因。相应治疗的护理：严格控制水的摄入量，每日限制摄水量在700～1000ml；对重症水中毒者，遵医嘱给予高渗溶液，如5%氯化钠溶液等。

（5）健康教育：有大量呕吐、大面积烧伤等易致等渗性缺水者，及早就诊和治疗。

5. 钾代谢异常

（1）病因

①低钾血症：a. 钾摄入不足；b. 钾丧失过多；c. 体内钾分布异常，如大量输入葡萄糖和胰岛素、代谢性碱中毒等。

②高钾血症：a. 钾排出减少；b. 体内钾分布异常；c. 钾摄入过多，如输入大量库存血等。

（2）临床表现

①低钾血症：肌无力为最早的临床表现。消化道功能障碍出现腹胀、恶心、呕吐、肠鸣音减弱或消失等肠麻痹症状。心脏功能异常主要为传导阻滞和节律异常。可出现头晕、躁动、昏迷、面部及四肢抽动、手足搐搦等碱中毒症状。

②高钾血症：病人由兴奋转入抑制状态，表现为神志淡漠、感觉异常、乏力、四肢软瘫、腹胀和腹泻等。最严重的表现为心搏骤停，多发生于舒张期。

（3）辅助检查

①低钾血症：血清钾<3.5mmol/L。T波降低、变平或倒置，随后出现ST段降低、Q-T间期延长和U波。

②高钾血症：血清钾>5.5mmol/L。T波高而尖，Q-T间期延长，随后出现QRS波增宽，P-R间期延长。

（4）治疗要点

①低钾血症：去除病因，分次补钾，临床<u>常用 10%氯化钾经静脉补给</u>。

②高钾血症：<u>立即停用一切含钾药物和溶液；避免进食含钾量高的食物</u>。对抗心律失常：<u>给予 10%葡萄糖酸钙 20ml 静脉缓慢推注</u>。

（5）护理措施

①低钾血症：恢复血清钾水平。病情观察。减少钾丢失：遵医嘱予以止吐、止泻等。遵医嘱补钾。原则：<u>尽量口服补钾</u>，遵医嘱予以 <u>10%氯化钾或枸橼酸钾溶液口服</u>。鼓励病人多进食肉类、牛奶、香蕉、橘子汁、番茄汁等含钾丰富的食物。见尿补钾，<u>尿量＞每小时 40ml 或每 24 小时 500ml 方可补钾</u>。静脉补液中<u>钾浓度不宜超过 40mmol/L（相当于氯化钾 3g）</u>；禁止静脉直接推注氯化钾，以免引起心搏骤停。滴注速度≤每小时 20mmol。<u>总量限制、严密监测</u>。一般每日补钾 40～80mmol。

②高钾血症。恢复血清钾水平：<u>指导病人停用含钾药物，避免进食含钾量高的食物</u>；遵医嘱用药以对抗心律失常及降低血钾水平。并发症的预防和急救：一旦发生心律失常应立即通知医师，积极协助治疗；若出现心搏骤停，立即行心脑肺复苏。

6. 酸碱平衡失调

（1）病因

①代谢性酸中毒：a. 代谢产生的酸性物质；b. H^+排出减少；c. 碱性物质丢失；d. 酸性物质摄入过多。

②代谢性碱中毒：a. 胃液丧失过多；b. 碱性物质摄入过多；c. 低钾血症；d. 利尿药的应用。

③呼吸性酸中毒：a. 呼吸中枢抑制；b. 胸部活动受限；c. 呼吸道阻塞或肺部疾病；d. 呼吸机管理不当。

④呼吸性碱中毒：凡引起过度通气的因素均可导致呼吸性碱中毒。

（2）临床表现

①代谢性酸中毒：<u>轻度代谢性酸中毒可无症状</u>。重症病人可出现疲乏、眩晕、嗜睡、<u>甚至昏迷</u>。最突出的表现是呼

吸深而快，呼出气体有酮味。病人<u>面色潮红、心率加快、血压偏低</u>；<u>肌张力减弱、腱反射减弱或消失</u>。

②代谢性碱中毒：可有呼吸变浅、变慢或精神方面的异常，如谵妄、精神错乱或嗜睡等。<u>可有低钾血症和缺水的表现。</u>

③呼吸性酸中毒：胸闷、呼吸困难、发绀、头痛等。重者可伴血压下降、谵妄、昏迷等。严重脑缺氧可致脑水肿、脑疝，甚至呼吸骤停。病人因严重酸中毒所致的高钾血症，可出现突发性心室纤颤。

④呼吸性碱中毒：多数病人有呼吸急促的表现。可有眩晕、手足和口周麻木及针刺感、肌震颤、手足抽搐，常伴心率加快。危重病人发生急性呼吸性碱中毒常提示预后不良。

（3）辅助检查

①代谢性酸中毒

动脉血气分析：失代偿期，血浆 pH<7.35，血浆 HCO_3^- 降低，$PaCO_2$ 正常；代偿期，血浆 pH 可正常，但 HCO_3^-、剩余碱（BE）和 $PaCO_2$ 有一定程度降低。

血清电解质：可伴血清钾升高。

②代谢性碱中毒

动脉血分析：失代偿期：血浆 pH 和 HCO_3^- 明显增高，$PaCO_2$ 正常；代偿期：血浆 pH 可正常，但 HCO_3^- 和 BE 均有一定程度增高。

血清电解质：可伴血清钾、氯降低。

③呼吸性酸中毒：血浆 pH 降低、$PaCO_2$ 增高，血浆 HCO_3^- 可正常。

④呼吸性碱中毒：血浆 pH 增高、$PaCO_2$ 和血浆 HCO_3^- 下降。

（4）治疗要点

①轻度代谢性酸中毒者经消除病因和补液纠正缺水后，即可自行纠正，不必用碱剂治疗。<u>重度中毒者（HCO_3^-<15mmol/L）在补液的同时需用 5%碳酸氢钠溶液。</u>

②<u>碱中毒的纠正不宜过速，一般不要求完全纠正，关键在于积极治疗原发病。</u>

③呼吸性酸中毒：积极治疗原发病，改善病人通气。若因呼吸机使用不当致呼吸性酸中毒，一般将吸入氧浓度调节在 60%～70%。

④呼吸性碱中毒：积极治疗原发病的同时对症治疗。可用纸袋罩住口鼻呼吸；或让病人吸入含 5%CO_2 的氧气。

（5）护理措施

①代谢性酸中毒。并发症的观察与护理：<u>应用碳酸氢钠过量可致代谢性碱中毒，表现为呼吸浅、慢，脉搏不规则及手足抽搐；代谢性酸中毒未及时纠正可致高钾血症，表现为神志淡漠、感觉异常、乏力、四肢软瘫等，严重者可出现心搏骤停。</u>一旦发现上述并发症，及时通知医生，并配合治疗。做好口腔护理。

②代谢性碱中毒：<u>盐酸溶液经中心静脉滴注，应注意滴速，以免造成溶血等不良反应；盐酸精氨酸溶液可致高钾血症，故使用时需密切监测心电图和血清钾变化。</u>

③呼吸性酸中毒。加强观察：使用氨丁三醇时，若剂量过大、注射过快可抑制呼吸，同时因生成碳酸氢盐，经肾排出可加重肾脏负担，应加强观察。改善病人通气状况：高浓度吸氧可减弱呼吸中枢对缺氧的敏感性，从而抑制呼吸；长期提供高浓度氧可出现呼吸性碱中毒。

④呼吸性碱中毒：遵医嘱积极控制原发病，教会病人使用纸袋呼吸的方法。

🕯 经典试题

见尿补钾要求成人每小时尿量不少于（B）

　　A. 10ml　　B. 40ml　　C. 50ml　　D. 70ml　　E. 90ml

第十七节　临终病人的护理

👤 高频考点

1. 死亡的概念

（1）<u>传统的死亡概念是指心肺功能的停止</u>，即呼吸停止、心搏停止。

（2）目前医学界开始将**脑死亡**作为新的死亡标准，指出不可逆的脑死亡是生命活动结束的象征。

（3）**脑死亡判断标准**：①不可逆的深度昏迷；②停止自主呼吸；③脑干反射消失；④脑电波平直。

2．**死亡过程的分期**

（1）**濒死期**：又称临终期，是死亡过程的开始阶段。

（2）**临床死亡期**：是临床上判断死亡的标准。表现为心搏、呼吸完全停止，各种反射消失，瞳孔散大。此期一般持续5～6分钟，若超过这个时间，大脑将发生不可逆的变化。

（3）**生物学死亡期**：也称细胞死亡，指全身器官、组织、细胞生命活动停止。此期出现不可逆变化，机体无复苏的可能。

3．**临终病人的生理及心理评估**

（1）生理评估：视觉逐渐减退；听觉是人体最后消失的一个感觉；疼痛。

（2）临终病人的心理评估

①否认期：病人震惊与否认，他们常说的话是："不，你们搞错了!"或"这不是真的! 这不是我！"病人会极力否认，接着他们常常怀着侥幸的心理到处求医以期推翻诊断。

②愤怒期：病人生气、愤怒、怨恨，常常迁怒于家属及医护人员或责怪不公平。

③协议期：病人已承认存在的事实，希望能发生奇迹，会想尽办法延长生命。

④忧郁期：病人表现为悲伤、情绪低落、退缩、沉默、抑郁和绝望。

⑤接受期：病人开始接受即将面临死亡的事实。病人相当平静，表现坦然，他们不再抱怨命运，喜欢独处，睡眠时间增加，情感减退。

4．**临终病人的护理措施**　眼部的护理：对神志清醒者，可用清洁的温湿毛巾对眼睛进行清洁；对昏迷者，除保持眼睛湿润，还应在角膜上涂红霉素、金霉素眼膏或覆盖凡士林纱布，防止角膜干燥发生溃疡或结膜炎。

5. **尸体护理** 尸体护理应在确认病人死亡，医生开具死亡诊断书后尽快进行。

（1）目的：使尸体清洁，维护良好的尸体外观，易于辨认。安慰家属，减少哀痛。

（2）操作方法

①携用物至床旁，屏风遮挡，维护死者隐私。

②劝慰家属，请家属暂离病房或共同进行。

③撤去一切治疗用品（如输液管、氧气管、导尿管等）。

④将床支架放平，使尸体仰卧，头下置一软枕，防止面部淤血变色，留一层大单遮盖尸体。

⑤清洁面部，整理遗容，洗脸，有义齿者代为装上，闭合口、眼。若眼睑不能闭合，可用毛巾湿敷或于上眼睑下垫少许棉花，使上眼睑下垂闭合。嘴不能闭紧者，轻揉下颌或用四头带固定。

⑥用血管钳将棉花垫塞于口、鼻、耳、肛门、阴道等孔道，防止体液外溢。

⑦为死者穿上尸衣裤，将第一张尸体识别卡系在尸体右手腕部，把尸体放进尸袋里拉锁拉好。将第二张尸体识别卡系在尸体腰间尸单上。

⑧运送尸体于停尸屉内或殡仪馆的车上尸箱内，将第三张尸体识别卡放尸屉外面。

⑨处理床单位，非传染病病人按一般出院病人方法处理，传染病病人按传染病病人终末消毒方法处理。

⑩整理病人遗物交家属，若家属不在，应由两人清点后，列出清单交护士长妥善保管。

（3）注意事项

①必须先由医生开出死亡通知，并得到家属许可后，护士方可进行尸体护理。

②病人死亡后应及时进行尸体护理，以防尸体僵硬。

③传染病病人的尸体应使用消毒液擦洗，并用浸有1%氯胺溶液的棉球填塞各孔道，尸体用尸单包裹后装入不透水的袋中，并做出传染标识。

经典试题

患者，男性，65 岁，胃癌晚期。近来疼痛剧烈、情绪低落、悲伤、沉默，常哭泣。该患者属于临终前的（D）

A. 愤怒期   B. 接受期   C. 协议期

D. 忧郁期   E. 否认期

第十八节 医疗与护理文件的书写

高频考点

1. 医疗和护理文件的意义 提供信息；提供教学与科研资料；提供评价依据；提供法律证明。

2. 医疗和护理文件的书写要求 及时、准确、完整、简要、清晰是书写各项医疗与护理记录的基本原则。

3. 医疗和护理文件的管理

（1）按规定，病人及家属有权对体温单、医嘱单及护理记录单进行复印。

（2）病历排列顺序

①住院期间病历排列顺序：体温单（按时间先后倒排）、医嘱单（按时间先后倒排）、入院记录、病史及体格检查、病程记录（手术、分娩记录单等）、会诊记录、各种检验和检查报告、护理记录单、长期医嘱执行单、住院病历首页、门诊和（或）急诊病历。

②出院（转院、死亡）后病历排列顺序：住院病历首页、出院或死亡记录、入院记录、病史及体格检查、病程记录、各种检验及检查报告单、护理记录单、医嘱单（按时间先后顺排）、长期医嘱执行单、体温单（按时间先后顺排）。

4. 护理文件的书写

（1）体温单

①眉栏用蓝墨水或碳素墨水笔填写：病人一般情况、日期栏、住院天数、手术日数。

②用红钢笔在 40～42℃横线相应的时间栏内，纵行填

写病人入院、转入、手术、分娩、转科、出院、死亡等。

③体温曲线的绘制：口温以蓝点"●"表示，腋温以蓝叉"×"表示，肛温以蓝圈"○"表示。

④脉搏、心率曲线的绘制：脉搏以红点"●"表示，心率以红圈"○"表示。

⑤呼吸记录：以阿拉伯数字表示，免写计量单位。使用呼吸机病人的呼吸以®表示。

⑥底栏：包括血压、入量、尿量、大便次数、体重、身高、其他及页码。数据以阿拉伯数字记录，免写计量单位，用蓝笔填写在相应栏内。

（2）大便次数：记前一日的大便次数，每天记录1次。未解大便以"0"表示；大便失禁以"※"表示；人工肛门以"☆"表示；灌肠以"E"表示，灌肠后排便以E作分母、排便作分子表示。例如，"1/E"表示灌肠后排便1次；"$1\frac{2}{E}$"表示自行排便1次，灌肠后又排便2次。

5．医嘱单

（1）医嘱的种类

①**长期医嘱**：自医生开写医嘱起，至医嘱停止，有效时间在24小时以上的医嘱。

②**临时医嘱**：有效时间在24小时以内，有的需立即执行（st），通常只执行一次。

③**备用医嘱**：**长期备用医嘱**，有效时间在24小时以上，必要时用。**临时备用医嘱**，自医生开写医嘱起12小时内有效，必要时用，过期未执行则失效。

（2）医嘱的处理：护士执行后，必须注明执行时间并签上全名。临时备用医嘱12小时内有效，过时未执行，则由护士用红笔在该项医嘱栏内写"未用"二字。

（3）注意事项

①医嘱必须经医生签名后方为有效。在一般情况下不执行口头医嘱，**在抢救或手术过程中**医生下口头医嘱时，执行护士应先复诵一遍，双方确认无误后方可执行，事后6小时内据实补写医嘱。

②处理医嘱时，应先急后缓，即<u>先执行临时医嘱</u>，再执行长期医嘱。

③对有疑问的医嘱，必须核对清楚后方可执行。<u>当医嘱出现错误时，护士有权拒绝执行医嘱。</u>

④医嘱需每班、每日核对，每周总查对，查对后签全名。

⑤凡需下一班执行的临时医嘱要交班，并在护士交班记录上注明。

6. 特别护理记录单。

7. 病区交班报告。

书写顺序

①用蓝墨水笔填写眉栏。

②先写离开病区的病人（出院、转出、死亡），再写进入病区的病人（入院、转入），最后写本班重点病人（手术、分娩、危重及有异常情况的病人）。同一栏内的内容，按床号先后顺序书写报告。

经典试题

排列出院病历，放在最后的是（E）

  A. 检验报告单   B. 医嘱单   C. 病史及体格检查

  D. 护理记录单   E. 体温单

第二章 循环系统疾病病人的护理

第一节 循环系统解剖生理

高频考点

1．心脏

（1）心脏的结构：<u>左心房、左心室之间的瓣膜称为**二尖瓣**，右心房、右心室之间的瓣膜称为三尖瓣</u>。

心壁分为三层：<u>心外膜与心包壁层之间形成一个间隙称为**心包腔**，腔内含浆液，有**润滑**作用</u>。

（2）心脏的传导系统：心脏的传导系统包括窦房结、结间束、房室结、希氏束、左右束支及其分支和浦肯野纤维。**窦房结**的自律性最高，为正常人心脏的起搏点。

（3）心脏的血液供应：<u>心脏的血液供应来自左、右**冠状动脉**，灌流主要在心脏舒张期</u>。

2．血管 分为动脉、毛细血管和静脉。毛细血管是人体进行物质和气体交换的场所。

3．调节循环系统的神经体液 调节循环系统的神经是交感神经和副交感神经。调节循环系统的体液有<u>**肾素-血管紧张素-醛固酮**系统、血管内皮因子、某些激素和代谢产物</u>等。

经典试题

三尖瓣的解剖位置在（D）

    A．左心室和主动脉之间   B．右心室和肺动脉之间

    C．左心房和左心室之间   D．右心房和右心室之间

    E．主动脉和肺动脉之间

第二节 心功能不全病人的护理

高频考点

1．慢性心力衰竭 心功能分为四级，见表2-1。

表2-1 心功能分级及特点

心功能分级	特 点
Ⅰ级	一般活动不引起疲乏、心悸
Ⅱ级	一般活动可出现上述症状
Ⅲ级	低于平时一般活动量时即可引起上述症状
Ⅳ级	休息时亦有心力衰竭的症状

（1）病因

①压力负荷（后负荷）增加：左心室压力负荷增加常见于高血压、主动脉瓣狭窄；右心室压力负荷增加常见于肺动脉高压、肺动脉瓣狭窄等。

②容量负荷（前负荷）增加：二尖瓣关闭不全、间隔缺损、慢性贫血等。

（2）诱因：感染，以呼吸道感染最常见。

（3）临床表现

①左心衰竭以肺淤血表现为主。呼吸困难：最主要的症状（劳力性呼吸困难最早出现，夜间喘憋的机制是平卧位回心血量增加）。如发生急性肺水肿，则咳粉红色泡沫痰。体征：交替脉。

②右心衰竭以体循环淤血表现为主。消化道症状：是右心衰竭最常见的症状。对称性、下垂性、凹陷性水肿。颈静脉充盈、肝-颈静脉回流征阳性是主要体征。肝脏常因淤血而肿大，伴压痛。

（4）治疗要点

①利尿药：最常用的药物，通过排钠排水，减轻心脏的容量负荷。排钾利尿药主要有氢氯噻嗪、呋塞米（速尿）；保钾利尿药包括螺内酯等。

②肾素-血管紧张素-醛固酮系统抑制药（ACEI）：是治

疗慢性心力衰竭的首选药，常用药物有卡托普利等。

③**正性肌力药物**：洋地黄类药物可增强心肌收缩力。**地高辛使用前应监测心率；毛花苷 C** 特别适用于心力衰竭伴快速心房颤动者。**毒毛花苷 K** 用于急性心力衰竭时。

（5）护理措施

①气体交换受损：**鼻导管吸氧（氧流量每分钟 2～4L）**。用药护理：ACEI 主要不良反应有干咳等。避免突然改变体位，若病人出现不能耐受的咳嗽应停药。**β 受体阻滞药**不良反应有**体液潴留、心动过缓和低血压**等。病人心率低于 50 次/分或低血压时，应停药。

②体液过多：体位：呼吸困难、伴胸腔积液或腹水者给予**半卧位**。每天食盐摄入量在 5g 以下。24 小时内输液总量控制在 1500ml 内，输液速度以 20～30 滴/分为宜，避免输注氯化钠溶液。使用利尿药的护理：**袢利尿药和噻嗪类利尿药的不良反应是低钾血症**。观察病人是否有乏力、腹胀、肠鸣音减弱等。**补充含钾丰富的食物**，如鲜橙汁、西红柿汁、柑橘等。**外周静脉补钾时每 500ml 液体中氯化钾含量不超过 1.5g**。利尿药早晨或日间应用为宜。

③潜在并发症：洋地黄中毒。预防洋地黄中毒：**若病人脉搏低于 60 次/分或节律不规则应暂停给药。洋地黄中毒反应是各类心律失常，胃肠道反应和神经系统症状等。洋地黄中毒的处理：立即停用；低血钾者可口服或静脉补钾，停用排钾利尿药；纠正心律失常。**

2．**急性心力衰竭**

（1）临床表现：**突发严重呼吸困难，咳粉红色泡沫痰。**面色灰白或发绀，大汗。听诊**两肺满布湿啰音**和哮鸣音。

（2）护理措施

①**取坐位。**

②**高流量**（每分钟 6～8L）鼻导管吸氧，湿化瓶中加入 20%～30%的乙醇湿化，使肺泡内泡沫的表面张力减低而破裂。

③迅速开放两条静脉通道。镇静：**静脉注射吗啡**，观察

病人有无呼吸抑制。**呼吸衰竭、昏迷、严重休克者禁用**。快速利尿：呋塞米。**硝普钠为动、静脉血管扩张药，见光易分解，应现配现用，避光滴注**。定时**监测血压。毛花苷 C 稀**释后静脉注射。

🌱 经典试题

1. 慢性左心功能不全最早出现的症状是（A）

   A. 劳力性呼吸困难　　　B. 心源性哮喘　　　C. 水肿

   D. 咳粉红色泡沫痰　　　E. 食欲降低

2. 患者，男性，60 岁，诊断为心力衰竭入院。患者应表现为日常活动后出现呼吸困难，休息后缓解，该患者的心功能分级为（B）

   A. Ⅰ级　　B. Ⅱ级　　C. Ⅲ级　　D. Ⅳ级　　E. Ⅴ级

第三节　心律失常病人的护理

🏃 高频考点

诊断心律失常最有效的检查方法是**心电图**。

1. 窦性心律失常

（1）**窦性心动过速**：成人窦性心律的频率超过 100 次/分。

①病因：吸烟、饮茶、饮酒；发热、甲状腺功能亢进、贫血等。

②心电图：P-P 间期<0.6 秒，**心率>100 次/分**。

（2）**窦性心动过缓**：成人窦性心律的频率低于 60 次/分。

①**病因**：运动员、睡眠状态，严重缺氧、甲状腺功能减退等。

②心电图：P-P 间隔> 1 秒，**心率<60 次/分**。

（3）窦性心律不齐：心率在 60~100 次/分，快慢不规则。心电图：P-P 或 R-R 间隔长短不一，相差>0.12 秒以上。

2. 期前收缩

（1）房性期前收缩

①心电图：房性期前收缩的 P 波提前发生，与窦性 P 波形态不同。

②治疗要点：避免诱因，如戒烟、酒、<u>不饮用浓茶（避免过多咖啡因摄入），不吃辛辣食物</u>。

（2）室性期前收缩

①病因：<u>常见于冠心病、心肌病、心肌炎、风湿性心脏病与二尖瓣脱垂者。</u>

②心电图：提前发生的 QRS 波群，宽大畸形，时限通常 >0.12 秒。<u>二联律指每个窦性搏动后跟随一个室性期前收缩；三联律指每两个窦性搏动后出现一个室性期前收缩。</u>

③治疗要点：如无明显症状，不必使用药物治疗。<u>药物宜选用 β 受体阻滞药、美西律</u>等。

3．颤动

（1）心房颤动

①病因：<u>风湿性心脏瓣膜病</u>等。

②心电图：P 波消失，代之以大小不等、形态不一、间隔不匀的颤动波，<u>称为 f 波</u>，频率 <u>350～600 次/分</u>。

③临床表现：脉搏短绌。

并发症：<u>易并发体循环栓塞，栓子来自左心房</u>，二尖瓣狭窄合并房颤时，易发生<u>脑栓塞</u>。

④治疗要点：<u>房颤持续发作伴血流动力学障碍者宜首选电复律。</u>

（2）心室颤动

①心电图：<u>波形、振幅及频率均极不规则，无法辨认。</u>

②临床表现：<u>突发意识丧失、抽搐、呼吸停止。触诊大动脉搏动消失、听诊心音消失、血压无法测到。是最危险的心律失常。</u>

③治疗要点：<u>非同步直流电除颤和心肺复苏。</u>

4．护理措施

（1）给予每分钟 2～4L 氧气吸入。

（2）<u>静脉注射时速度宜慢</u>（腺苷除外），胺碘酮静脉用药易引起静脉炎，应选择<u>大血管</u>。

（3）心脏起搏器安置术后护理：绝对卧床 1～3 天，取平卧位或半卧位。指导病人 6 周内限制体力活动，置入侧手臂、肩部应避免过度活动。

经典试题

诊断心律失常最有效的检查方法是（A）

　A．心电图　　　　B．心电向量图　　　C．心尖搏动图

　D．超声心动图　　E．心脏磁共振

第四节　先天性心脏病病人的护理

高频考点

1．小儿循环系统解剖生理特点

（1）心脏：心脏胚胎发育的关键时期是<u>胚胎2～8周</u>。

（2）心率：<u>新生儿平均120～140次/分，1岁以内110～130次/分，2～3岁100～120次/分，4～7岁80～100次/分，8～14岁70～90次/分。</u>

（3）血压：新生儿收缩压平均60～70mmHg，1岁时70～80mmHg，<u>2岁以后收缩压（mmHg）＝年龄×2＋80mmHg。收缩压的2/3为舒张压。</u>

2．先天性心脏病病人的护理

（1）病因：环境因素：<u>孕早期宫内感染</u>。

（2）分类

①**左向右分流型(潜伏青紫型)**：室间隔缺损、房间隔缺损和动脉导管未闭等。

②**右向左分流型(青紫型)**：最严重，如**法洛四联症**。

（3）常见先天性心脏病的特点

①房间隔缺损。症状：当哭闹、患肺炎或心力衰竭时，右心房压力可超过左心房，出现暂时性发绀。体格检查：**发育落后**，<u>胸骨左缘第2～3肋间可闻及Ⅱ～Ⅲ级收缩期喷射性杂音</u>。并发症：常见为肺炎。辅助检查：胸部X线可见右心房、右心室增大，"肺门舞蹈"征。**超声心动图**对先天性心脏病最具有诊断价值。

②室间隔缺损。临床表现：<u>胸骨左缘第3～4肋间可闻</u>

及 3～5/6 级粗糙的全收缩期杂音。辅助检查：心电图示左心室肥大。胸部 X 线检查示左心室增大为主。治疗要点：为预防感染性心内膜炎，应在拔牙、做扁桃体手术时预防性使用抗生素。

③动脉导管未闭。临床表现：胸骨左缘第 2～3 肋间可闻有粗糙响亮的连续性机器样杂音，可有水冲脉、毛细血管搏动和股动脉枪击音等周围血管征。可出现差异性发绀，多限于左上肢及下半身发绀。辅助检查：心电图示左心室肥大和左心房肥大。胸部 X 线示左心室和左心房增大。心导管检查为早产儿禁忌。治疗要点：介入性心导管术已成为动脉导管未闭首选治疗方法。

④法洛四联症：是 1 岁以后儿童最常见的发绀型先天性心脏病。有 4 种畸形：**肺动脉狭窄、室间隔缺损、主动脉骑跨、右心室肥厚**。症状：**发绀、缺氧发作、蹲踞、杵状指（趾）**。体检：患儿生长发育迟缓，胸骨左缘第 2～4 肋间可闻及 II～III 级喷射性收缩期杂音。辅助检查：心电图示右心室肥大。胸部 X 线示**心影呈"靴形"**。治疗要点：缺氧发作时，**轻者置患儿于膝胸位；皮下注射吗啡**；静脉应用碳酸氢钠，纠正代谢性酸中毒；**重者可静脉缓慢注射普萘洛尔减慢心率**。口服普萘洛尔可预防缺氧发作。需等待心功能改善后方可进行手术。

（4）护理措施

①保证休息和睡眠，根据病情安排适当活动，避免引起情绪激动和大哭大闹。

②供给充足能量、蛋白质和维生素，保证营养需要。应用强心苷类药物治疗时进食**富含钾**的食物。在喂哺患儿时可暂停并给予休息，以免缺氧。

③法洛四联症患儿血液黏稠度高，体液量减少时**易形成血栓**，注意供给充足液体。

（5）健康教育：建立合理的生活制度，合理用药，预防感染和其他并发症。

经典试题

患儿，男，3岁。哭闹时出现口唇发绀，听诊闻及胸骨左缘收缩期
杂音，考虑为先天性心脏病。最具有诊断价值的检查是（C）

A. 心电图　　　　　B. X线检查　　　　　C. 超声心动图

D. 心电向量图　　　E. 心肌标志物检查

第五节　高血压病人的护理

高频考点

根据血压水平可将高血压分为3级，具体见表2-2。

表2-2　血压水平分类和定义

分　类	收缩压（mmHg）	舒张压（mmHg）
正常血压	<120 和	<80
正常高值	120～139 和（或）	80～89
高血压	≥140 和（或）	>90
1级（轻度）	140～159 和（或）	90～99
2级（中度）	160～179 和（或）	100～109
3级（重度）	≥180 和（或）	≥110
单纯收缩期高血压	≥140 和	<90

1. **病因**　遗传因素；摄入盐过多、精神应激、超重和
肥胖。

2. **临床表现**

（1）一般表现：<u>头痛、头晕、疲劳、心悸、耳鸣</u>等。

（2）并发症：脑血管的并发症：<u>最常见</u>，会有**眼底改变**。

（3）高血压急症：指高血压病人，在某些诱因作用下，
<u>血压突然和显著升高（一般超过180/120mmHg）</u>，同时伴有
进行性心、脑、肾等重要靶器官功能不全的表现。

3. **治疗要点**

（1）非药物治疗：①控制体重；②减少食物中钠盐的摄

入量；③减少食物脂肪总量；④戒烟、限酒；⑤适当运动；⑥减少精神压力，保持心理平衡。

（2）药物治疗

①种类

利尿药：**呋塞米、氢氯噻嗪**，不良反应有低钾血症。

β受体阻滞药：美托洛尔、普萘洛尔，不良反应有心动过缓、支气管收缩。

钙通道阻滞药（CCB）：**硝苯地平**、维拉帕米，不良反应有颜面潮红、头痛。

血管紧张素转化酶抑制药（ACEI）：卡托普利，不良反应有干咳、皮疹等。

②应用原则：**小剂量开始；优先选择长效制剂；联合用药**。

③高血压急症的治疗：**硝普钠为首选药物**，同时扩张动脉和静脉。

4．护理措施

（1）头痛时嘱病人卧床休息，抬高床头，改变体位的动作要慢。避免劳累、精神紧张、环境嘈杂等不良因素。

（2）病人有头晕、眼花、视物模糊等症状时，应嘱病人卧床休息，头晕严重时，应协助在床上大小便，必要时病床加用床栏。

（3）直立性低血压的预防：避免长时间站立，**改变姿势，动作宜慢**；避免用过热的水洗澡或蒸汽浴；不宜大量饮酒。发生时采取下肢抬高位平卧。

（4）指导其按医嘱服用降压药物，不可擅自增减药量，更不可突然停服。

（5）限制钠盐摄入，每天钠盐摄入量应低于 6g，减少含钠较高的食品，减少脂肪摄入，少吃或不吃肥肉和动物内脏。

（6）运动项目可选择步行、慢跑、打太极拳等。运动强度指标为运动时最大心率达到170次/分减去年龄。

（7）高血压低危或中危者，每1～3个月随诊一次。高危者，至少每1个月随诊一次。

经典试题

以下属于Ⅲ级高血压的是（E）

 A. 收缩压 160mmHg，舒张压 90mmHg

 B. 收缩压 160mmHg，舒张压 100mmHg

 C. 收缩压 170mmHg，舒张压 90mmHg

 D. 收缩压 170mmHg，舒张压 100mmHg

 E. 收缩压 190mmHg，舒张压 120mmHg

第六节　冠状动脉粥样硬化性心脏病病人的护理

高频考点

 1. 稳定型心绞痛

 （1）病因：**基本病因是冠状动脉粥样硬化**。诱因：**体力劳动、情绪激动、饱餐、寒冷、吸烟、心动过速、休克等。**

 （2）临床表现：典型疼痛特点如下。

 ①部位：**主要在胸骨体中、上段之后。**

 ②性质：胸痛常为**压迫样、憋闷感或紧缩样感。**

 ③持续时间：**休息或含服硝酸甘油可迅速缓解。**

 （3）辅助检查

 ①心电图：**是发现心肌缺血，诊断心绞痛最常用的检查方法。**

 ②冠状动脉造影：具有确诊价值。**术后应注意观察双下肢足背动脉搏动情况**，皮肤颜色、温度、感觉改变。

 （4）治疗要点

 ①发作时的治疗：**发作时立即休息。**药物治疗：**硝酸甘油0.3~0.6mg 舌下含化，1~2 分钟显效。**

 ②缓解期的治疗：避免各种已知的诱因。药物治疗：阿司匹林，**不良反应为胃肠道出血**；β 受体阻滞药，**作为稳定型心绞痛的初始治疗药物。**非药物治疗：运动锻炼疗法、血管重建治疗。

 （5）护理措施

 ①休心绞痛发作时应立即休息。

②用药护理：发作时舌下含服硝酸甘油，如服药后3～5分钟仍不缓解可重复使用，每隔5分钟1次，连续3次仍未能缓解者，及时报告医生。硝酸甘油静脉滴注时，控制滴速，以防低血压发生。硝酸甘油见光易分解，应放在棕色瓶内存放于干燥处。

③保持排便通畅，禁烟酒，保持心境平和等。

④宜摄入低热量、低脂、低胆固醇、低盐饮食，多食蔬菜、水果和粗纤维食物。

2．急性心肌梗死

（1）病因：基本病因是冠状动脉粥样硬化，冠状动脉灌流量锐减。

（2）临床表现

①先兆：发病前数天有胸部不适、活动时心悸、气急、心绞痛等前驱症状。

②症状：疼痛为最早出现的最突出的症状。疼痛的性质和部位与心绞痛相似，但程度更剧烈，持续时间可达数小时或数天，休息和服用硝酸甘油不能缓解。心律失常24小时内最多见。以室性心律失常最多，如室性期前收缩频发（每分钟5次以上），成对出现室性心动过速，常为心室颤动的先兆。室颤是AMI早期，特别是入院前主要的死因。低血压和休克，主要为心源性休克。

③并发症：乳头肌功能失调或断裂、心脏破裂、栓塞、心室壁瘤等。

（3）辅助检查

①心电图：ST段抬高呈弓背向上型，宽而深的Q波（病理性Q波）。

②实验室检查：血清心肌坏死标志物。心肌肌钙蛋白I（cTnI）或T（cTnT）：是诊断心肌坏死最特异和敏感的首选指标。肌酸激酶出现最早，恢复最快。

（4）治疗要点

①一般治疗：病人未行再灌注治疗前，应绝对卧床休息。常规给氧。阿司匹林：为溶栓治疗前常规用药。

②解除疼痛：哌替啶（度冷丁）肌内注射或吗啡皮下注射，注意防止呼吸功能抑制。疼痛较轻者可用可待因。

③再灌注：**起病 3～6 小时（最多 12 小时）内**使闭塞的冠状动脉再通。PCI 或溶栓疗法。

④及时消除心律失常。

⑤控制休克。

⑥治疗心力衰竭主要是治疗急性左心衰竭，以应用利尿药为主。MI 发生后 24 小时内不宜用洋地黄制剂。

（5）护理措施

①发病 12 小时内应绝对卧床休息。

②起病后 4～12 小时给予流质饮食，随后过渡到低脂、低胆固醇清淡饮食。

③鼻导管给氧，**氧流量每分钟 2～5L**，以增加心肌氧的供应，减轻缺血和疼痛。

④给予**硝酸酯类药物**时应随时监测血压的变化，维持收缩压在 100mmHg 以上。

⑤溶栓治疗的护理：适当腹部按摩以促进肠蠕动，常规应用缓泻药。出现排便困难，可使用开塞露或低压盐水灌肠。24 小时内易发生**再灌注性心律失常**，警惕室颤或心搏骤停、猝死的发生。出现多源性室性期前收缩时在床旁准备好**除颤仪**。

⑥摄入低饱和脂肪和低胆固醇饮食，劝导病人戒烟。

经典试题

1. 患者，女性，60 岁，因稳定型心绞痛入院，患者活动后出现心前区压榨样疼痛。首选的药物是（D）

 A. 哌替啶　　　　　　B. 普萘洛尔　　　　　C. 可待因

 D. 硝酸甘油　　　　　E. 阿托品

2. 患者，女性，65 岁，肥胖。有高血脂史及高血压 180/100mmHg，近日心前区发生疼痛。如考虑为心绞痛，胸痛性质应是（E）

 A. 隐痛持续整天　　　B. 锻炼后可减轻　　　C. 阵发针刺样痛

 D. 刀割样痛　　　　　E. 压迫、发闷或紧缩感

第七节 心脏瓣膜病病人的护理

高频考点

二尖瓣最常受累。

1. 二尖瓣狭窄 常见病因是风湿热。

（1）临床表现：突出表现是呼吸困难、心绞痛和晕厥。

①症状：**呼吸困难，最常见早期症状，先有劳力性呼吸困难。咯血**，急性肺水肿时咳粉红色泡沫痰。

②体征：**"二尖瓣面容"**，双颧绀红，口唇发绀。心尖区可有低调的隆隆样舒张中晚期杂音。

③并发症：**心房颤动**；心力衰竭，主要死亡原因；栓塞，**以脑动脉栓塞**最多见。

（2）辅助检查

①X线检查：心影呈**梨形**。

②**超声心动图检查：可确诊。**

（3）治疗要点

①预防风湿热和感染性心内膜炎：有风湿活动者长期应用苄星青霉素。

②介入和外科治疗。

2. 二尖瓣关闭不全

（1）临床表现

①症状：**疲乏无力**，呼吸困难。

②体征：**心尖区可闻及全收缩期高调一贯性吹风样杂音，可伴震颤。**

（2）辅助检查

①X线检查：左心房、左心室增大。

②心电图：主要为左心房增大，房颤常见。

③超声心动图可确诊。

（3）治疗要点：外科治疗为根本措施。

3. 主动脉瓣狭窄

（1）临床表现

①症状：劳力性**呼吸困难、心绞痛和晕厥**为典型主动脉

瓣狭窄的三联症。

②体征：主动脉瓣第一听诊区可闻及粗糙而响亮的吹风样收缩期杂音，常伴震颤。

③并发症：心房颤动、主动脉瓣钙化等。

（2）辅助检查：超声心动图为明确诊断和判定狭窄程度的重要方法。

4．主动脉瓣关闭不全

（1）临床表现：胸骨左缘第 3、4 肋间可闻及高调叹气样舒张期杂音，坐位前倾和深呼气时易听到。周围血管征常见，包括水冲脉、毛细血管搏动征、股动脉枪击音等。

并发症：感染性心内膜炎、室性心律失常较常见。

（2）辅助检查：超声心动图为最敏感的确定主动脉瓣反流的方法。

（3）治疗要点：人工瓣膜置换术为严重主动脉瓣关闭不全的主要治疗方法。

5．护理措施

（1）患者活动无耐力是心排血量减少致组织缺血所取。

（2）给予高热量、高蛋白、高维生素易消化饮食，卧床休息。左心房内有附壁血栓者应绝对卧床休息。

（3）阿司匹林可导致胃肠道反应、牙龈出血等不良反应，应饭后服药。

6．健康教育　适当锻炼，避免感冒。在拔牙、内镜检查、导尿术等手术操作前应告诉医生自己有风湿性心脏病病史，以便预防性使用抗生素。

经典试题

患者，男性，50 岁，因呼吸困难入院。患者双颧绀红，口唇发绀，考虑为二尖瓣狭窄，以下辅助检查可以确诊二尖瓣狭窄的是（C）

A．X 线检查　　　　B．心电图　　　　C．超声心动图

D．心导管检查　　　E．血清心肌坏死标志物

第八节 感染性心内膜炎病人的护理

高频考点

局部赘生物的形成，是其特征之一。以心瓣膜受累最为常见。

1．病因 急性感染性心内膜炎病原体主要是金黄色葡萄球菌，亚急性感染性心内膜炎病原体多见草绿色链球菌。

2．临床表现

（1）发热：最常见症状。

（2）心脏杂音。

（3）周围体征：①瘀点；②指（趾）甲下线状出血；③Osler 结节；④Roth 斑；⑤Janeway 损害。

（4）动脉栓塞：以脑和脾栓塞最为常见。

（5）并发症：①心脏并发症，以心力衰竭最常见。②神经系统并发症，如脑栓塞、脑细菌性动脉瘤、脑出血等。

3．辅助检查

（1）血培养：最重要的诊断方法。

（2）尿液：肉眼血尿提示肾梗死。红细胞管型和大量蛋白尿提示肾小球肾炎。

（3）超声心动图：最基本的检查方法。发现赘生物及瓣周并发症等可确诊。

4．治疗要点

（1）抗微生物药物治疗原则：**早期、大剂量、长疗程**地应用杀菌性抗生素。

（2）药物选择：**青霉素**可作为首选药物。

（3）手术治疗。

5．护理措施

（1）观察体温及皮肤黏膜变化。

（2）对于未治疗的亚急性病人，在第一天每间隔 1 小时采血 1 次，共 3 次。已用过抗生素者，停药 2～7 天后采血。急性病人立即采血。

（3）心脏超声可见巨大赘生物的病人，应绝对卧床休息。

当病人突然出现胸痛、气急、发绀和咯血等症状，要考虑**肺栓塞**的可能；当病人出现神志和精神改变、失语、肢体感觉或运动功能障碍、瞳孔大小不对称时，警惕脑血管栓塞的可能。

6. 健康教育 适当锻炼，避免感冒。良好的口腔卫生习惯和定期的牙科检查是最有效的预防措施。在拔牙、内镜检查、导尿术等手术操作前应告诉医生自己有感染性心内膜炎病史，以便预防性使用抗生素。

经典试题

急性心内膜炎患者突然发生右侧肢体不便，口角歪斜，应考虑（B）

A．脑出血　　　　　B．脑栓塞　　　　　C．脑血栓形成

D．蛛网膜下腔出血　E．脑水肿

第九节　心肌疾病病人的护理

高频考点

1．扩张型心肌病 病理特征为左右心室或双心腔扩大。

（1）临床表现：心脏明显扩大、肺循环和体循环淤血等。

（2）辅助检查

①X线检查：心影增大。

②超声心动图：心脏各腔均增大。

（3）治疗要点：防治心肌损害，控制感染，限制重体力劳动，控制心力衰竭和心律失常，预防栓塞和猝死。已有附壁血栓形成，须长期口服华法林。

2．肥厚型心肌病 多有家族史。病理特征为心室壁非对称性肥厚。

（1）临床表现

①症状：劳力性呼吸困难、胸痛、头晕及晕厥，可因起立或运动而诱发，甚至发生猝死。

②体征：心脏轻度增大，胸骨左缘第3、4肋间喷射性收缩期杂音。

③并发症：a．心律失常。b．心脏性猝死，是青少年和

运动员猝死的常见原因。

（2）辅助检查：心电图常见左心室肥大。

（3）治疗要点

①β 受体阻滞药最常用，以减慢心率，如美托洛尔。

②避免使用增强心肌收缩力的药物（如洋地黄）及减轻心脏负荷的药物（如硝酸甘油）。

③手术切除最肥厚部分心肌是有效治疗的标准方案。

④心房颤动者，用华法林抗凝，避免栓塞。

3．护理措施

（1）扩张型心肌病病人，使用洋地黄时警惕发生中毒。低盐饮食。

（2）疼痛发作时立即停止活动，卧床休息；遵医嘱使用β 受体阻滞药；不宜用硝酸酯类药物；给氧，氧流量每分钟3～4L。

（3）避免疼痛和晕厥的诱因，如激烈运动、突然屏气或站立、情绪激动、寒冷刺激等，不包括长期卧床。

经典试题

患者，男性，50 岁，患有病毒心肌炎。出院时，护士嘱其限制重体力活动，预防病毒的重复感染。其目的是预防哪种疾病的发生（D）

A．风湿性心瓣膜病　　B．二尖瓣脱垂　　C．肥厚型心肌病

D．扩张型心肌病　　E．限制型心肌病

第十节　心包疾病病人的护理

高频考点

1．急性心包炎

（1）临床表现

①纤维蛋白性心包炎。症状：心前区尖锐痛或胸骨后压榨性疼痛，与呼吸运动有关。体征：**心包摩擦音是纤维蛋白性心包炎的典型体征**，以胸骨左缘第 3、4 肋间最为明显，

坐位时身体前倾、深吸气更易听到。

②渗出性心包炎。**呼吸困难最突出**。心尖搏动减弱或消失，心音低而遥远，心脏叩诊浊音界扩大。**收缩压下降，而舒张压变化不大，故脉压变小**；颈静脉怒张、肝大、水肿等。

③心脏压塞：**心动过速、血压下降、脉压变小和静脉压明显上升**。

（2）辅助检查

①实验室检查：感染引起者白细胞增加、红细胞沉降率增快。

②X线检查：心影两侧增大，而肺部无充血现象，是心包积液的有力证据。

③超声心动图：简单易行，迅速可靠。

（3）治疗要点

①呼吸困难者给予半卧位、吸氧；疼痛者首选非甾体类消炎药。

②心包穿刺：解除心脏压塞和减轻大量渗液引起的压迫症状。

③复发性心包炎应用秋水仙碱。

2．缩窄性心包炎

（1）病因：我国以**结核性心包炎**最为常见。

（2）临床表现：疲乏及劳力性呼吸困难；颈静脉怒张、肝大等；Kussmaul征；奇脉和心包叩击音。

（3）治疗要点：**心包切除术是唯一治疗措施**。

3．护理措施

（1）呼吸困难护理

①**心脏压塞的病人被迫取前倾坐位**。控制输液速度。

②心包穿刺术的配合与护理。术前：有咳嗽时可待因镇咳；准备抢救药品如阿托品等。术中：**严格无菌操作，抽液过程中随时夹闭胶管，防止空气进入心包腔**；抽液要缓慢，每次抽液量不超过300ml，第1次抽液量不宜超过200ml，若抽出新鲜血，应立即停止抽吸。术后：**注意休息**，心包引流者待间断每天心包抽液量＜25ml时拔除导管。

（2）疼痛护理：指导病人卧床休息，勿用力咳嗽、深呼吸或突然改变体位。

（3）饮食护理：进食高热量、高蛋白、高维生素易消化饮食，限制钠盐摄入。

经典试题

患者，女性，36岁，呼吸困难干咳7天，伴发热、乏力、上腹胀痛来诊。诊断为急性渗出性心包炎，心包积液。在为患者体检时，最不可能出现的体征是（D）

A．心浊音界扩大　　B．心包积液征　　C．吸停脉

D．动脉血压升高　　E．心音遥远

第十一节　周围血管疾病病人的护理

高频考点

1．原发性下肢静脉曲张

（1）病因：静脉瓣膜缺陷和静脉壁薄弱，长期站立、妊娠、慢性咳嗽等。

（2）临床表现：早期小腿有酸胀、沉重感；之后下肢浅静脉曲张、蜿蜒扩张、纡曲。左下肢大隐静脉多见。

（3）辅助检查：大隐静脉瓣膜功能试验、深静脉通畅试验、交通静脉瓣膜功能试验。

（4）治疗要点

①非手术治疗：促进静脉回流，避免久站、久坐，患肢穿弹力袜或用弹力绷带。

②手术治疗：适用于深静脉通畅、无手术禁忌证者。

（5）护理措施

①穿弹力袜时应抬高患肢，排空曲张静脉内的血液。弹力绷带应自下而上包扎，松紧度以能扣及足背动脉搏动为宜。术后弹力绷带维持2周，行硬化剂注射疗法后宜继续使用1～3个月。避免用过紧的腰带和紧身衣物。

②坐时双膝勿交叉过久；卧床时抬高患肢30°～40°。

③保持大便通畅、避免久站。

④病人卧床时做足部伸屈和旋转运动；术后 24 小时鼓励病人下地，避免深静脉血栓形成。

2．**血栓闭塞性脉管炎**

（1）病因：**吸烟**、寒冷与潮湿、慢性损伤、自身免疫功能紊乱等。

（2）累及**四肢**的中、小动脉和**静脉**，由远端向近端发展，呈节段性。

（3）临床表现

①局部缺血期：**患肢**麻木、针刺等异常感觉；反复发作的游走性静脉炎。

②营养障碍期：**间歇性跛行为突出症状**；缺血性**静息痛**。

③组织坏死期：**趾（指）端发黑、坏疽**。

（4）辅助检查：**肢体抬高试验**阳性。**动脉造影**可确诊。

（5）护理措施

①**绝对戒烟，肢体保暖**，避免用热水袋给患肢直接加温。

②保持足部清洁、干燥；预防组织损伤；预防继发感染。

③指导病人进行 Buerger 运动：促进患肢侧支循环建立。

④血管造影术后平卧位，穿刺点**加压包扎 24 小时，患肢制动 6～8 小时**。静脉手术后抬高患肢30°，制动 1 周。

⑤观察生命体征和切口渗血；观察患肢远端的皮肤温度、色泽、感觉和脉搏强度。

经典试题

可确诊血栓闭塞性脉管炎的辅助检查是（C）

A．肢体抬高试验　　B．静脉注射硫酸镁 10ml

C．行动脉造影　　　D．行交感神经阻滞

E．检查肢体各动脉搏动情况

第十二节 心搏骤停病人的护理

高频考点

1. **病因** 心源性原因：以冠心病最为多见。

2. **病理生理** 病理生理机制最常见为室颤和室速。

3. **临床表现** 心音消失，大动脉搏动消失（主要指征），突然意识丧失，呼吸停止，瞳孔散大，二便失禁。心电图：心室颤动或扑动最为常见；心电-机械分离；心室静止。

4. **心搏骤停的处理** 立即心肺复苏和复律治疗。

（1）评估：轻拍、呼叫病人，触诊大动脉（颈动脉或股动脉）有无搏动。

（2）呼救。

（3）**初级心肺复苏**

①胸外按压（C）：病人背部垫以硬板，按压部位是胸骨中下 1/3 交界处。手指不接触胸壁，垂直向下按压，深度 4～5cm，按压和放松的时间相当，按压频率 100 次/分。

②开放气道（A）：仰头抬颏法。

③人工呼吸（B）：气管内插管是建立人工通气的最好方法。口对口呼吸为一项快捷有效的通气方法。每 30 次胸外按压连续给予 2 次通气。

（4）高级心肺复苏

①纠正低氧血症。

②除颤和复律：最常见的心律失常是室颤，电除颤开始的时间是心肺复苏成功最重要的因素。单相波形电除颤：首次 200J，第 2 次 200～300J，第 3 次 360J。

③静脉给药，首选肾上腺素，增加心肌收缩力。

5. **复苏后处理** 维持有效的循环和呼吸功能，预防再次心搏骤停，维持水、电解质和酸碱平衡，防治脑缺氧和脑水肿等。同时减轻病人恐惧。脑复苏是心肺复苏最后成功的关键。措施有：降温；脱水可用 20%甘露醇，亦可联用呋塞米；防治抽搐；高压氧治疗；促进早期脑血流灌注。

附：小儿呼吸、心搏骤停

年长儿心率<30 次/分，婴幼儿<80 次/分，新生儿<100 次/分，即应开始实施心肺复苏。胸外心脏按压部位为两乳头连线中点。年长儿同成人采用双掌法，幼儿可用单掌法；婴儿可用双拇指重叠环抱按压法，新生儿亦可采用环抱法或单手示指、中指按压法。按压频率新生儿 120 次/分，婴幼儿及儿童至少 100 次/分。按压深度为胸腔前后径 1/3～1/2。按压通气比新生儿为 3∶1；小于 8 岁儿童双人操作为 15∶2；单人操作为 30∶2；大于 8 岁儿童同成人，无论单、双人操作均为 30∶2。

经典试题

成人胸外心脏按压部位正确的是（B）

    A. 胸骨中段   B. 胸骨下段   C. 胸骨角

    D. 胸骨左侧   E. 胸骨右侧

第三章　消化系统疾病病人的护理

第一节　消化系统解剖生理

高频考点

1．口腔　5～6个月婴儿常发生生理性流涎。

2．食管　**食管三处狭窄**：食管上端；主动脉弓水平；食管穿过膈的裂孔处。

3．胃

(1)腺体组成：①**壁细胞：分泌盐酸和内因子**；②主细胞，分泌胃蛋白酶原；③黏液细胞，分泌碱性黏液。

(2)混合性食物从胃排空需4～6小时。

4．小肠　消化和吸收，**是整个消化过程的主要阶段**。

5．大肠　吸收水分和盐类，储存食物残渣。

(1)结肠：吸收水分、储存和转运粪便，吸收部分电解质和葡萄糖。

(2)直肠：排便。

6．肝胆

(1)肝小叶是肝结构和功能的基本单位。

(2)肝脏：①物质代谢；②解毒作用；③生成胆汁。

(3)胆道：输送、储存和调节肝分泌的胆汁进入十二指肠。

7．胰腺

(1)胰管与胆总管开口于十二指肠乳头。

(2)消化酶：胰淀粉酶、胰脂肪酶、胰蛋白酶、糜蛋白酶。胰岛细胞：①A细胞，分泌胰高血糖素；②**B细胞，分泌胰岛素**。

经典试题

小儿食管狭窄部位共有（C）

   A. 1个　　B. 2个　　C. 3个　　D. 4个　　E. 5个

第二节 口炎病人的护理

高频考点

1．**病因** 鹅口疮又称雪口病，为白色念珠菌感染所致。

2．**临床表现**

(1)鹅口疮：口腔黏膜表面白色乳凝块样小点或小片状物，不痛。

(2)疱疹性口炎：口腔黏膜破溃后有黄白色纤维素性分泌物覆盖，疼痛。

(3)溃疡性口炎：口腔黏膜糜烂或溃疡，上有灰白色假膜，疼痛。

3．**护理措施**

(1)口腔护理：鹅口疮：2%碳酸氢钠溶液，局部用药选用 10 万 U/ml 制霉菌素鱼肝油混悬溶液；疱疹性口炎与溃疡性口炎：3%过氧化氢溶液。

(2)涂药前应先将纱布或干棉球放在颊黏膜腮腺管口处或舌系带两侧，以隔断唾液；涂药后闭口 10 分钟后取出纱布或棉球，不可立即漱口、饮水或进食。

4．**健康教育** 鹅口疮患儿使用的奶瓶应浸泡于 5%碳酸氢钠溶液中 30 分钟后再煮沸消毒。

经典试题

指导疱疹性口腔炎患儿涂药的注意事项正确的是（C）

    A．涂药后闭口 5 分钟   B．涂药后可立即漱口、饮水或进食

    C．涂药后闭口 10 分钟   D．涂药应在饭后立即进行

    E．涂药后闭口 3 分钟

第三节 慢性胃炎病人的护理

高频考点

1．**病因** 幽门螺杆菌感染是慢性胃炎最主要的病因。

2．**临床表现** 部分有上腹痛或不适、食欲缺乏、饱

胀、嗳气、反酸、恶心和呕吐等。自身免疫性胃炎病人可出现贫血。

3．检查　胃镜及黏膜活组织检查最可靠。

4．治疗　抗菌治疗应**联合用药**。

5．护理措施

（1）**热敷胃部**：可减轻疼痛。

（2）**胶体铋剂**：餐前半小时服用；可使齿、舌变黑与黑粪，可用吸管吸入。

（3）**抗菌药物**：阿莫西林可引起皮疹，甲硝唑可有恶心、呕吐等不良反应，餐后半小时服用。

（4）**饮食护理**：少食多餐、易消化。避免摄入过咸、过甜、过辣的刺激性食物。胃酸低者可给肉汤、鸡汤等；高胃酸者应避免进酸性、多脂肪食物。有少量出血可给牛奶、米汤等中和胃酸。

经典试题

诊断慢性胃炎最可靠的方法是（D）

　A．胃液分析　　　B．血清学检查　　　C．胃肠钡剂检查

　D．纤维胃镜检查　E．幽门螺杆菌检测

第四节　消化性溃疡

高频考点

1．病因与发病机制　**胃酸分泌增多**起决定性作用。**幽门螺杆菌（Hp）：主要病因。**

2．临床表现　消化性溃疡病程以慢性病程、**周期性发作、节律性**上腹痛为特点，春秋季节易发作。

（1）胃溃疡：好发于胃小弯，表现为**进食—疼痛—缓解**。

（2）十二指肠溃疡：好发球部，表现为**疼痛—进食—缓解**。

3．常见并发症

（1）**大出血**：是消化性溃疡最常见的并发症。主要表现为突然大量呕血和排柏油样便。

（2）**急性穿孔**：常发生于十二指肠溃疡。表现为骤起上腹部**刀割样剧痛**。全腹压痛、反跳痛，腹肌紧张。X 线检查可见膈下新月状游离气体影，是急性穿孔最重要的诊断依据。

（3）**瘢痕性幽门梗阻**：最突出症状是**呕吐宿食**。

4．**胃镜和胃黏膜活组织检查**　确诊首选方法。

5．药物治疗

（1）抑制胃酸分泌

①H_2受体拮抗药（西咪替丁）。

②质子泵抑制药（PPI）：**奥美拉唑**是目前最强的胃酸分泌抑制药。

（2）保护胃黏膜：枸橼酸铋钾与硫糖铝。

6．**手术治疗**　**胃大部切除术**：是最常用的方法。

（1）毕Ⅰ式：残胃与十二指肠吻合。

（2）毕Ⅱ式：残胃与上段空肠吻合。

7．护理措施

（1）疼痛护理：十二指肠溃疡表现为空腹痛或午夜痛，可在疼痛前或疼痛时服用抗酸药或抑制胃酸分泌药，也可进食碱性食物如苏打饼干。

（2）饮食护理：急性发作期病人可给予无渣、半流质的温热饮食；如有少量出血，可给予温牛奶、米汤等温凉、清淡无刺激性流食。少量多餐，饮食不宜过饱。症状较重的病人最佳的食物是面食。

（3）用药护理

①H_2受体拮抗药：应在**餐中或餐后即刻**服用，也可把 1 天的剂量在睡前服用。

②质子泵抑制药：**餐前空腹**服用。

③铋剂：餐前半小时服。

④抗酸药：氢氧化铝凝胶、铝碳酸镁等应在**餐后 1 小时或睡前**服用，服用片剂时应嚼服，硫糖铝宜在**餐前 1 小时**服用，可有便秘、口干、皮疹、眩晕、嗜睡等不良反应。抗酸药应避免与奶制品同时服用，酸性的食物及饮料

不宜与抗酸药同服。

⑤胃动力药：如多潘立酮、西沙必利等应在**餐前 1 小时及睡前 1 小时服**。

8．**手术相关护理**

（1）术前护理

①急性穿孔：**禁食、胃肠减压**。合并休克者应采取平卧位，无休克者取半卧位。

②急性出血：应采取平卧位。

③幽门梗阻：应禁食，胃肠减压，不完全梗阻者进无渣半流食。

④术前留置胃管。

（2）术后一般护理：术后 3 天最重要的措施是密切观察胃管引流液与血压的变化。

①体位护理：采取平卧位。全麻清醒血压平稳后改为**低半卧位**。

②饮食护理：饮食肠蠕动恢复后拔除胃管。

9．健康教育　消化性溃疡患者腹痛时不能随意服用去痛片。

经典试题

在消化性溃疡的发生过程中，起决定性作用的因素是（A）

A．胃酸　　　　　B．胃蛋白酶　　　　C．促胃液素

D．非甾体类消炎药　　E．幽门螺杆菌

第五节　溃疡性结肠炎病人的护理

高频考点

1．**溃疡性结肠炎**　非特异性炎症性疾病。主要表现为腹泻、黏液脓血便和腹痛，伴里急后重。具有疼痛－便意－便后缓解的规律，黏液脓血便是活动期的重要表现。好发部位是乙状结肠。

2．**血液检查**　红细胞沉降率增快和C反应蛋白增高是

活动期的标志。

3．柳氮磺吡啶（SASP） 首选药物。

4．护理措施

（1）用药护理：①SASP，恶心、呕吐等；应嘱病人餐后服药。②糖皮质激素，<u>不可随意停药，防止反跳现象</u>。③硫唑嘌呤或巯嘌呤，<u>骨髓抑制，应监测白细胞计数</u>。

（2）饮食护理：<u>病情好转后病人，应进无渣流质或半流质富于营养的饮食，病情严重者应禁食，按医嘱给予静脉高营养</u>。

（3）<u>检查护理</u>：病人行肠镜检查需<u>前一天晚餐后禁食</u>。

经典试题

溃疡性结肠炎病变常见的累及部位是（A）

 A．乙状结肠   B．回盲部   C．盲肠

 D．降结肠   E．升结肠

第六节　小儿腹泻

高频考点

1．病因

（1）病毒感染：以<u>轮状病毒</u>引起的秋冬季儿童腹泻<u>最为常见</u>。

（2）细菌感染：<u>以致腹泻大肠埃希菌为主</u>。

（3）抗生素相关性腹泻（AAD）：<u>抗生素会破坏肠道正常菌群，造成肠道黏膜屏障损伤，导致 AAD</u>。

2．临床表现 病程在 2 周以内的腹泻为急性腹泻；病程在 2 周至 2 个月的腹泻为迁延性腹泻;病程超过 2 个月的腹泻为慢性腹泻。

（1）急性腹泻

①急性腹泻。轻型腹泻：<u>食欲缺乏，大便稀薄或带水，呈黄色或黄绿色</u>。重型腹泻：起病急，有明显的脱水、电解质紊乱及全身中毒症状。大便呈<u>黄绿色水样或蛋花汤样、量</u>

多。**体温可达** 40℃，烦躁不安或萎靡，甚至昏迷、休克等。

②轮状病毒肠炎：又称秋季腹泻。多见于 6 个月至 2 岁的婴幼儿，经粪-口传播。病初即出现呕吐，大便呈黄色或淡黄色，水样或蛋花汤样，无腥臭味，大便镜检偶有少量白细胞。

（2）生理性腹泻：多见于 6 个月以内的婴儿，除大便次数增多外，无其他症状，**食欲好**，添加换乳期食物后，大便即逐渐转为正常。

3．治疗要点

（1）调整饮食：**强调继续进食。**

（2）纠正水、电解质及酸碱平衡紊乱：口服补液（ORS）可用于预防脱水及纠正轻、中度脱水，中、重度脱水伴周围循环衰竭者需静脉补液。

（3）药物治疗：控制感染(病毒性肠炎一般不用抗生素)；肠道微生态疗法；肠黏膜保护剂：常用蒙脱石散（思密达)；补锌；小儿腹泻一般不宜用止泻药。

4．护理措施

（1）调整饮食：**应继续进食。**母乳喂养者可继续哺乳，减少哺乳次数，暂停换乳期食物添加；人工喂养者可喂米汤、酸奶、脱脂奶等，待腹泻次数减少后给予流质或半流质饮食，少量多餐。呕吐严重者，可暂时禁食 4～6 小时（不禁水）。病毒性肠炎多有双糖酶缺乏，**不宜用蔗糖**，并暂停乳类喂养，改用酸奶、豆浆等。

（2）维持水、电解质及酸碱平衡

①ORS 配制：氯化钠 2.6g，枸橼酸钠 2.9g，氯化钾 1.5g，葡萄糖 13.5g，临用前以温开水 1000ml 溶解。**张力是 2/3 张**。轻度脱水需 50～80ml/kg，中度脱水需 80～100ml/kg，于 8～12 小时将累积损失量补足。

②静脉补液。第 1 天补液总量：包括累积损失量、继续损失量和生理需要量。遵循"**先快后慢**"的原则。第 2 天及以后补液：只补继续损失量和生理需要量，于 12～24 小时均匀输入，能口服者应尽量口服。营养不良伴有腹泻者补液量适量减少，速度宜稍慢。

（3）保持皮肤完整性（尿布皮炎的护理）：<u>选用吸水性强、柔软布质或纸质尿布，勤更换</u>，避免使用不透气塑料布或橡皮布；<u>每次便后用温水清洗臀部并擦干</u>；局部皮肤发红处涂以 <u>5%鞣酸软膏</u>或 <u>40%氧化锌油</u>并按摩片刻；局部皮肤糜烂或溃疡者，可用<u>用灯光照射，每次照射 20～30 分钟，每日 1～2 次</u>。

（4）密切观察病情：<u>脱水程度可根据前囟、眼窝、皮肤弹性、循环情况、精神状况和尿量等判断</u>。

5．健康教育

（1）<u>提倡母乳喂养，避免在夏季断奶</u>，按时逐步添加换乳期食物。

（2）<u>避免长期滥用广谱抗生素</u>。

经典试题

患儿，男，10 个月，因发热、呕吐、腹泻入院。黄色蛋花汤样便，每日 10 余次，量多，无腥臭味。前囟、眼窝稍凹陷，尿量减少，大便镜检（－）。对该患儿的治疗不恰当的是（E）

A．应用双歧杆菌　　　B．静脉补液　　　C．补钾

D．使用蒙脱石散　　　E．及时足量使用广谱抗生素

第七节　肠梗阻病人的护理

高频考点

1．病因与分类

（1）机械性肠梗阻：<u>最常见</u>。

（2）当发生肠扭转、结肠肿瘤等时，病变肠襻两端完全阻塞，称为<u>闭襻性肠梗阻</u>。肠扭转最常见的原因是饭后剧烈运动。

2．临床表现　共同表现是<u>腹痛、呕吐、腹胀、停止排便排气</u>。

（1）腹痛

①单纯性机械性肠梗阻：<u>阵发性腹部绞痛</u>。

②<u>绞窄性肠梗阻</u>：腹痛间歇期缩短，呈<u>持续性剧烈腹痛</u>。

③麻痹性肠梗阻：全腹持续性胀痛或不适。

④肠扭转所致闭袢性肠梗阻：突发腹部持续性绞痛并阵发性加剧。

（2）呕吐：高位肠梗阻呕吐早且频繁；低位肠梗阻呕吐出现较迟而少，呕吐物可呈粪样。

（3）腹胀：高位肠梗阻腹胀较轻；低位肠梗阻腹胀明显。闭袢性肠梗阻病人腹胀多不对称；麻痹性肠梗阻则表现为均匀性全腹胀。肠扭转时腹胀多不对称。

（4）停止排便排气：绞窄性肠梗阻可排血性黏液样便。

3．X线检查　梗阻4～6小时后，腹部立位或侧卧位透视或摄片可见多个气液平面及胀气肠袢。

4．治疗要点　纠正肠梗阻引起的全身性生理紊乱和解除梗阻。

5．护理措施

（1）非手术治疗护理/术前护理

①缓解疼痛与腹胀：胃肠减压，如发现血性液体，应考虑肠绞窄的可能。安置体位，取低半卧位，减轻腹肌紧张，有利于病人的呼吸。应用解痉药，在确定无肠绞窄后，可应用阿托品、山莨菪碱（654-2）等抗胆碱类药物。按摩或针刺疗法。

②维持体液与营养平衡：补液，饮食与营养支持，肠梗阻时需禁食，应给予胃肠外营养。若梗阻解除，病人开始排气、排便，腹痛、腹胀消失12小时后，可进流质饮食，忌食易产气的甜食和牛奶等；如无不适，24小时后进半流质饮食；3天后进软食。

（2）术后护理

①体位：全麻术后暂时予以平卧位，头偏向一侧；血压平稳后给予半卧位。

②饮食：术后暂禁食。待肠蠕动恢复、肛门排气后可开始进少量流质。

③术后并发症观察和护理：肠梗阻，鼓励病人术后早期活动，如病情平稳，术后24小时即可开始床上活动，3天

后下床活动,以促进机体和胃肠道功能的恢复,**防止肠粘连**。腹腔内感染及肠瘘,**若术后 3～5 天出现体温升高、切口红肿及剧痛时应怀疑切口感染**。

6. 健康教育 饮食指导:**少食刺激性强的辛辣食物等,宜进高蛋白、高维生素、易消化吸收的食物**。避免暴饮暴食,饭后忌剧烈活动。

附:肠套叠病人的护理

1. 临床表现

(1)腹痛:**突发剧烈的阵发性肠绞痛**,持续数分钟后缓解,间歇 10～20 分钟又反复发作。

(2)呕吐:在腹痛后发生。早期为**反射性呕吐**;晚期为**梗阻性呕吐,可吐出粪便样液体**。

(3)血便:果酱样便。

(4)腹部包块:**右上腹部触及腊肠样肿块**。

2. 辅助检查 腹部 B 超:**"套筒征"**;空气灌肠:**杯口阴影**。

3. 治疗要点 一旦确诊立即治疗。**首选空气灌肠**。

经典试题

肠梗阻共有的临床特点是(A)

A. 腹痛、呕吐、腹胀、停止排气排便

B. 腹痛、呕吐、腹胀、肠鸣音消失

C. 腹胀、呕吐、排黏液血便、肠鸣音消失

D. 腹部压痛、反跳痛、腹肌紧张、腹胀

E. 腹胀、溢出性呕吐、肠鸣音消失、排黏液血便

第八节 急性阑尾炎病人的护理

高频考点

1. 病因 **阑尾管腔阻塞**是急性阑尾炎最常见的病因。

2．临床表现

（1）症状：典型腹痛为转移性右下腹痛。

（2）体征

①**右下腹压痛**：最常见体征，压痛点常位于麦氏点。

②**腹膜刺激征**。

③**右下腹包块**：多为阑尾脓肿的表现。

④特殊体征：结肠充气试验、腰大肌试验、闭孔内肌试验阳性。

3．护理措施

（1）取半卧位或斜坡卧位。

（2）术前禁食，胃肠减压。

（3）镇痛：诊断明确可给予解痉或镇痛药。

（4）并发症的预防和护理

①**出血**：术后 24 小时内。

②**切口感染**：术后最常见的并发症。表现为术后 3 天左右体温升高，切口胀痛或跳痛。

（5）指导病人早期床上或床下活动，促进肠蠕动，避免肠粘连。

经典试题

阑尾切除术后，鼓励患者及早下床活动的目的是预防（C）

　A．内出血　　　　　B．盆腔脓肿　　　　　C．肠粘连

　D．门静脉炎　　　　E．切口感染

第九节　腹外疝病人的护理

高频考点

　腹股沟斜疝的发病率最高。疝内容物以小肠最为多见。易复性疝是最常见的腹外疝。

1．病因　腹壁强度降低和腹内压力增高是主因。

2．临床表现

（1）腹股沟斜疝：常见于儿童及成人，可进阴囊，易嵌顿。

（2）腹股沟直疝：常见于年老体弱者，<u>直疝不会进入阴囊，极少发生嵌顿</u>。

3．<u>治疗要点</u> 应尽早施行手术治疗。

（1）棉线束带法或绷带压深环法：<u>适用于半岁以下婴幼儿</u>。

（2）嵌顿性疝和绞窄性疝的处理：<u>应尽早手术探查</u>。

4．<u>护理措施</u>

（1）<u>术前护理</u>

①多卧床休息。

②<u>存在慢性咳嗽、腹水、便秘等可引起腹内压升高的因素而暂不行手术者需积极治疗原发病，控制症状</u>。

③术前晚灌肠；进手术室前，嘱其排尿，以防术中误伤膀胱；术前半小时备皮。

（2）术后护理

①<u>体位</u>：术后当日取平卧位，膝下垫一软枕，使髋关节微屈，以降低腹股沟区切口张力和减少腹腔内压力，利于切口愈合和减轻切口疼痛。次日可改为半卧位。

②饮食护理：术后6～12小时，若无恶心、呕吐，可进流质，次日可进软食或普食。行肠切除吻合术者术后应禁食，待肠功能恢复后方可进食。

③活动：采用无张力疝修补术的病人一般术后次日即可下床活动。

④防止腹内压升高。

（3）<u>并发症</u>

①阴囊水肿：<u>术后可用丁字带托起阴囊</u>。

②切口感染（切口疝复发主因）：a.病情观察。b.切口护理：术后切口一般不需加沙袋压迫。c.抗生素使用。

🌱 经典试题

腹股沟斜疝术后患者采取仰卧位，膝部垫枕的目的是（A）

A．减轻切口张力，缓解疼痛　　　　　　B．防止感染

C．防止出血　　D．预防阴囊血肿　　　　E．减轻术后头痛

第十节　痔病人的护理

高频考点

1．临床分度和表现

（1）**内痔**：**无痛性间歇性便后出鲜血**及**痔块脱出**。①Ⅰ度：**无痔块脱出**。②Ⅱ度：**痔块脱出可自行回纳**。③Ⅲ度：**痔块脱出无法自行回纳**。④Ⅳ度：**痔块长期脱出，无法回纳或回纳后又立即脱出**。

（2）外痔：肛门不适、可伴局部**瘙痒**。血栓性外痔：剧痛，在肛门表面可见红色或暗红色硬结。

（3）混合性痔：肛门脱出呈梅花状。

2．检查　肛门镜检可确诊。

3．治疗要点　首选非手术治疗。

4．护理措施

（1）有效缓解疼痛：1：5000 高锰酸钾溶液温水坐浴。

（2）术后：术后 1～2 天应以无渣或少渣流食、半流食为主，促进切口愈合。之后应保持大便通畅，便秘者忌灌肠。术后 24 小时后可下地活动。

（3）并发症：**尿潴留、切口出血、术后切口感染、肛门狭窄**。

经典试题

成人排便时肛门滴血，有痔核脱出，便后自行回纳。属下列哪一种痔（B）

　A．Ⅰ期内痔　　　　B．Ⅱ期内痔　　　C．Ⅲ期内痔

　D．Ⅳ期内痔　　　　E．血栓性外痔

第十一节　肛瘘病人的护理

高频考点

1．绝大多数肛瘘由直肠肛管周围脓肿发展而来。

2．临床表现

（1）症状：肛周局部**瘙痒**。**脓肿形成与破溃反复发作**是肛瘘的特点。

（2）体征：肛门周围可见 1 个或数个外口，排出脓液。

3．治疗要点：手术切除。原则是切开瘘管，敞开创面，促进愈合。挂线疗法可避免肛门失禁。

4．护理措施

（1）保持大便通畅

①饮食：注意清淡，忌辛辣食物，多进新鲜果蔬；多饮水。

②有便意时应及时排便。

（2）保持肛周皮肤清洁、干燥。从术后第 2 天开始，每日早晚及便后用 1∶5000 高锰酸钾溶液坐浴。

（3）为防止肛门狭窄，术后 5～10 天可用示指扩肛，每日 1 次。

第十二节　直肠肛管周围脓肿病人的护理

高频考点

1．**病因**　绝大多数源于肛腺感染。

2．**临床表现**　肛门周围脓肿：以肛门周围皮下脓肿最为常见。多表现为**肛周持续跳动性疼痛**，脓肿形成后有**波动感**。

3．**诊断性穿刺**　局部穿刺抽到脓液则可确诊。

4．**处理原则**　脓肿未形成时可应用**革兰阳性菌**敏感的抗菌药物治疗，控制感染；温水坐浴等。脓肿形成后应及早行手术切开引流。

5．**护理措施**

（1）有效缓解疼痛：指导病人用 1∶5000 高锰酸钾溶液3000ml 坐浴，温度为 43～46℃，每日 2～3 次，每次 20~30分钟。

（2）保持大便通畅

①饮食：嘱病人多饮水，摄入有助促进排便的食物，如香蕉、新鲜蔬菜等。

②予以缓泻药。

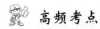 **经典试题**

临床上最常见的直肠肛管周围脓肿是（A）

　A．肛周皮下脓肿　　　　B．坐骨肛管间隙脓肿

　C．骨盆直肠间隙脓肿　　D．直肠后间隙脓肿

　E．直肠黏膜下脓肿

第十三节　肝硬化病人的护理

高频考点

　　肝硬化的**病理特点**为广泛的肝细胞变性坏死、再生结节形成、纤维组织增生，正常肝小叶结构破坏和假小叶形成。临床主要表现为肝功能损害和门静脉高压。

　　1．病因　**病毒性肝炎，在我国最常见。**

　　2．临床表现

　　（1）**代偿期肝硬化：以乏力、食欲缺乏、低热为主要表现。**病人肝轻度大，质地偏硬，可有轻度压痛，脾轻至中度大。

　　（2）**失代偿期肝硬化**：主要为**肝功能减退**和**门静脉高压**。

　　①肝功能减退。全身症状和体征：疲倦、乏力；消瘦、面色灰暗黝黑（肝病面容）等。消化系统症状：食欲缺乏为最常见症状。肝细胞有进行性或广泛性坏死时可出现黄疸，是肝功能严重减退的表现。出血倾向和贫血：由于肝合成凝血因子减少、脾功能亢进和毛细血管脆性增加，导致凝血功能障碍，常出现鼻出血、牙龈出血等。内分泌失调：雌激素增多、雄激素和糖皮质激素减少，部分病人出现蜘蛛痣、肝掌。胰岛素增多，易发生低血糖。

　　②门静脉高压。脾大：脾功能亢进时，脾对血细胞破坏增加。**侧支循环的建立和开放**：食管下段和胃底静脉曲张，破裂出血时，出现呕血、黑粪及休克等，血不易自止；腹壁静脉曲张；痔静脉扩张，破裂时引起便血。**腹水：大量腹水时腹部隆起**，腹壁绷紧发亮，出现呼吸困难、心悸。

③肝脏情况：早期肝脏增大；晚期肝脏缩小，表面可呈结节状，质地坚硬。

（3）并发症

①**上消化道出血**：最常见，食管下段或胃底静脉曲张破裂出血所致。表现为突然大量的呕血和黑粪，可导致**出血性休克**或**诱发肝性脑病**。

②**肝性脑病**：是晚期肝硬化的最严重并发症，也是肝硬化病人最常见死亡原因。

3．肝功能检查　白清蛋白降低，球蛋白增高。

4．护理措施

（1）体位：大量腹水者卧床时可取半卧位。

（2）饮食治疗原则：高热量、高蛋白质、高维生素、易消化饮食，严禁饮酒，适当摄入脂肪。

①血氨升高时应限制或禁食蛋白质，且应选择植物蛋白。

②有腹水者应限制盐在每日 1.0～2.0g，进水量限制在每天 1000ml 左右。

③避免损伤曲张静脉：切勿混入坚硬、粗糙食物。

（3）大量腹水时，应避免使腹内压突然剧增的因素。

（4）用药护理：利尿速度不宜过快，体重减轻一般≤每日 0.5kg，有下肢水肿者≤每日 1kg。

（5）腹腔穿刺放腹水的护理：术前排空膀胱以免误伤；术毕缚紧腹带，以免腹内压骤然下降。

（6）病情观察：如病人在放腹水过程中突然出现昏迷，应立即停止放腹水。

（7）皮肤护理：沐浴时避免水温过高，皮肤瘙痒者给予止痒处理，嘱病人勿用手抓搔，以免皮肤破损。

经典试题

评估肝硬化患者有无腹水的最佳方法是（B）

　A．问诊　　B．叩诊　　C．听诊　　D．触诊　　E．视诊

第十四节 细菌性肝脓肿病人的护理

高频考点

1. **病因** 胆道系统是<u>最主要</u>的入侵途径和<u>最常见</u>的病因。

2. **临床表现**

（1）症状：寒战和高热：**最常见的早期症状**，多为弛张热。

（2）体征：**急性面容**。最常见体征为肝区压痛、肝大伴触痛、右下胸部和肝区叩击痛。

3. **辅助检查**

（1）实验室检查：①白细胞>20×10^9/L；②血清转氨酶升高。

（2）**B超：首选方法**。

4. **治疗要点**

（1）应用抗生素：大剂量、联合应用抗生素。<u>首选青霉素或氨苄西林+氨基糖苷类抗生素、头孢菌素类+甲硝唑或替硝唑等药物</u>，或根据药敏试验选用。

（2）脓肿切开引流术与肝叶切除术。

5. **护理措施**

（1）非手术治疗护理/术前护理

①高热护理：当体温高于 39.5℃时，首先给予物理降温；如无效则给药物降温。当病人发生寒战后或**体温高于39℃时，应每 2 小时测定 1 次体温**。高热病人每日至少摄入 **2000ml 液体**。

②营养支持：鼓励病人多食高蛋白、高热量、富含维生素和膳食纤维的食物。

③脓肿置管引流术的护理：取半卧位，以利引流和呼吸；每日用**生理盐水**或**含甲硝唑盐水**多次或持续冲洗脓腔；**每日更换引流袋**；当脓腔引流量少于每日 10ml 时，可逐步退出并拔除引流管。

（2）术后护理：**术后 1 周左右**开始冲洗脓腔。

第十五节 肝性脑病病人的护理

高频考点

肝性脑病主要临床表现是意识障碍、行为失常和昏迷。

1．病因与发病机制

（1）病因：<u>肝炎后肝硬化最常见</u>。

（2）诱因：<u>上消化道出血</u>、<u>高蛋白饮食</u>、<u>大量排钾利尿</u>和<u>放腹水</u>等。

（3）氨对中枢神经系统的毒性作用：<u>干扰脑的能量代谢</u>，抑制脑功能。

2．临床表现

（1）一期（前驱期）：焦虑、欣快激动、淡漠等，可有<u>扑翼样震颤</u>。

（2）二期（昏迷前期）：嗜睡、行为异常。<u>扑翼样震颤</u>存在。

（3）三期（昏睡期）：昏睡，但可以唤醒。<u>扑翼样震颤</u>仍可引出。

（4）四期（昏迷期）：昏迷，不能唤醒。扑翼样震颤<u>无法引出</u>。

3．脑电图检查 二至三期病人脑电图异常。

4．治疗要点

（1）及早识别及去除诱因。

（2）减少肠内氮源性毒物的生成与吸收

①灌肠或导泻：急性门体分流性脑病昏迷者首选<u>乳果糖灌肠</u>。

②抑制肠道细菌生长：常用的有新霉素、甲硝唑等。

③<u>乳果糖或乳梨醇</u>：可<u>降低肠道 pH</u>，减少氨的吸收。

④益生菌制剂。

5．护理措施

（1）去除和避免诱发因素：①<u>上消化道出血</u>为最常见的诱因，可用<u>生理盐水或弱酸性溶液</u>灌肠，<u>忌用肥皂水</u>。②避免快速利尿和大量放腹水。放腹水时补充血浆白蛋白。③避免应用催眠镇静药、麻醉药等，必要时减量使用**地西泮**、东莨菪碱。④防治感染。⑤防止便秘。

（2）生活护理：以卧床休息为主。

（3）用药护理：①**长期服用新霉素可出现听力或肾损害，故服用宜≤1个月**。②**乳果糖**可引起腹胀，从小剂量开始应用。

（4）昏迷病人的护理：①**仰卧位，头略偏向一侧**。②保持呼吸道通畅。

（5）饮食护理

①给予**高热量饮食**：保证每天热量供应 5～6.7MJ（1200～1600kcal）。每天入液≤2500ml，肝硬化腹水病人一般以**尿量加1000ml**为标准控制入液量。**脂肪尽量少用**。

②蛋白质的摄入：a. 限制蛋白质摄入，急性期首日禁蛋白饮食。b. 慢性肝性脑病病人无禁食蛋白质必要。c. 蛋白质摄入量为每日 1～1.5g/kg。d. 口服或静脉使用支链氨基酸制剂。e. **植物和奶制品蛋白**优于动物蛋白。

③**不宜用维生素 B_6**。

🛥 **经典试题**

关于肝性脑病昏迷患者的饮食护理正确的是（E）

　　A. 低热量饮食　　　　　B. 补充大量维生素

　　C. 给予低蛋白饮食　　　D. 增加蛋白质摄入

　　E. 增加热量供应

第十六节　胆道感染病人的护理

🦖 **高频考点**

1. 急性胆囊炎

（1）病因：胆囊管梗阻、细菌感染。

（2）临床表现

①症状：a. 腹痛，为右上腹阵发性绞痛或胀痛，常在饱餐、进食油腻食物后或夜间发作，疼痛可放射至右肩、肩胛、右背部。b. 消化道症状。c. 发热。

②体征：**右上腹压痛**，典型体征为 Murphy 征阳性，压痛点在右上肋缘。

（3）治疗要点：主要为手术治疗。

（4）护理措施

①病情观察：若出现寒战、高热、腹痛加重、腹痛范围扩大等，应考虑病情加重或胆囊穿孔。

②术前禁食和（或）胃肠减压。术后病人禁食 6 小时，术后 24 小时内饮食以无脂流质、半流质为主，逐渐过渡至低脂饮食。

2．急性便阻性化脓性胆管炎 又称急性重症胆管炎。

（1）病因：最常见的原因为胆总管结石。

（2）临床表现：除了具有急性胆管炎的 Charcot 三联症（腹痛、寒战高热、黄疸）外，还有休克及中枢神经系统受抑制的表现，称为 Reynolds 五联症。

（3）治疗要点：紧急手术解除胆道梗阻并引流。

①非手术治疗：抗休克、抗感染，禁食、胃肠减压等。

②手术治疗：解除梗阻、降低胆道压力。

（4）**T 管引流：引流胆汁和降低胆道压力。**

①妥善固定：不可固定于床单。

②加强观察：胆汁引流每日 300～700ml，术后 24 小时内引流量 300～500ml。如胆汁过多，提示胆道下端有梗阻的可能。

③保持引流通畅：有血凝块等应经常挤捏或用生理盐水低压冲洗。但不可每日冲洗。

④拔管：若 T 管引流出的胆汁色泽正常，且引流量逐渐减少，可在术后 10～14 天，试行夹管 1～2 天；夹管期间注意观察病情，若无发热、腹痛、黄疸等症状，可经 T 管做胆道造影，造影后持续引流 24 小时以上。如无异常，再次夹闭 T 管 24～48 小时，病人无不适可予以拔管。

（5）饮食：低脂肪、高蛋白、高维生素。

（6）带 T 管出院后可淋浴，但应用塑料薄膜覆盖引流管处。

经典试题

Murphy 征阳性见于（C）

 A. 急性腹膜炎 B. 急性胃穿孔 C. 急性胆囊炎

 D. 急性胰腺炎 E. 肠扭转

第十七节　胆道蛔虫病病人的护理

高频考点

1. 临床表现　症状重而体征轻微是本病的特征。

（1）症状：突发性剑突下方钻顶样绞痛，可伴有恶心、呕吐或呕出蛔虫。

（2）体征：剑突下或偏右有深压痛，此点为本病的特点。

2. 辅助检查　B超为首选方法。

3. 治疗要点

（1）非手术治疗：解痉镇痛；利胆驱虫；控制胆道感染；纤维十二指肠镜驱虫。

（2）手术治疗：术后驱虫治疗，防止复发。

4. 护理措施　正确服用驱虫药，驱虫药应于清晨空腹或晚上临睡前服用。

第十八节　胆石症病人的护理

高频考点

1. 胆囊结石

（1）临床表现

①症状：腹痛是主要的临床表现，常在饱餐、进食油腻食物后或夜间发作。表现为右上腹或上腹部阵发性疼痛。

②体征

a. 腹部体征：Murphy 征阳性。

b. 黄疸：部分病人可有轻度黄疸。

（2）辅助检查：首选 B 超。

（3）治疗要点：胆囊切除术是最佳选择，首选腹腔镜胆囊切除术。

2. 胆管结石

（1）临床表现：当结石阻塞胆道并继发感染时，可表现为典型的 Charcot 三联症，即腹痛、寒战与高热及黄疸。

（2）辅助检查：B 超为首选检查。

（3）治疗要点：首选胆总管切开取石、T 管引流术。

3. 护理措施

（1）疼痛护理：禁用吗啡，以免胆道下端括约肌痉挛，使胆道梗阻加重。

（2）病情观察：若病人出现寒战、高热、腹痛、黄疸等情况，应考虑发生急性胆管炎。

（3）维持正常体温。

（4）营养支持：给予低脂、高蛋白、高糖类、高维生素的普通饮食或半流质饮食。术后胃管拔除后由无脂流质逐渐过渡至低脂饮食。

（5）皮肤护理：不可用手抓挠皮肤，防止破损。保持皮肤清洁。

（6）T 管引流的护理：见本章第十六节胆道感染病人的护理。

（7）并发症的预防和护理。出血：腹腔引流管引流大量血性液体超过每小时 100ml、持续 3 小时以上并伴有心率增快、血压波动时，提示腹腔内出血。遵医嘱予以维生素 K_1 10mg 肌内注射，每日 2 次，纠正凝血功能障碍。胆瘘：病人出现发热、腹胀和腹痛等腹膜炎表现，或腹腔引流液呈黄绿色胆汁样。引流胆汁是治疗胆瘘最重要的原则。

🌸 经典试题

胆道 T 管引流和腹腔引流管的护理措施，两者不同的是（D）

　　A. 保持引流管通畅　　　B. 每天更换引流瓶

　　C. 观察引流量和性状　　D. 拔管前夹管观察 1～2 天

　　E. 引流瓶不得高于引流出口

第十九节　急性胰腺炎病人的护理

高频考点

1. **病因**　**胆道疾病**是国内胰腺炎最常见的病因。诱因有暴饮暴食和酗酒。

2. **临床表现**

（1）症状：**腹痛**是主要症状，常于饱餐和饮酒后突然发作，腹痛剧烈，呈持续性、刀割样。位于上腹正中或偏左，放射至腰背部。有时疼痛呈**束带状**。

（2）体征

①急性出血坏死性胰腺炎时，压痛明显，并有肌紧张和反跳痛；移动性浊音阳性；肠鸣音减弱或消失。

②严重**出血坏死性胰腺炎**：Grey-Turner 征、Cullen 征。脱水、代谢性酸中毒、代谢性碱中毒及**低血钙**［表现为易激动、口周和指（趾）尖麻木及针刺感、肌肉抽动、手足抽搐、腱反射亢进］。

3. **辅助检查**

（1）实验室检查

①血清、尿淀粉酶测定最为常用；血清（胰）淀粉酶超过正常值 3 倍可确诊为本病。

②血生化检查：血钙下降、血糖升高。

（2）影像学检查：首选腹部 B 超。

4. **治疗要点与护理措施**

（1）**禁食与胃肠减压**：减少胰酶和胰液的分泌。

（2）补液、防止休克。

（3）营养支持：病后 3～5 天，当血清淀粉酶恢复正常、症状、体征消失后可进食少量无脂流食，后给予低脂低糖流食，而后逐步恢复正常饮食，以便使胰腺分泌减少。

（4）镇痛和解痉：协助病人变换体位，使之膝盖弯曲、靠近胸部以缓解疼痛。勿用吗啡，以免引起 Oddi 括约肌痉挛。可用哌替啶。

（5）抑制胰腺分泌及抗胰酶疗法：抑肽酶有抑制胰蛋白

酶合成的作用。奥曲肽、施他宁则能有效抑制胰腺的外分泌功能。H_2受体阻滞药，如西咪替丁，可间接抑制胰腺分泌；生长抑素可用于病情比较严重的病人。

经典试题

患者，男性，43岁，在大量饮酒后出现持续性、刀割样腹痛，诊断为急性胰腺炎。要求该患者禁食并行胃肠减压的主要目的是（C）

A. 缓解疼痛　　　　　B. 减少胃酸分泌　　C. 减少胰液分泌

D. 解除奥迪括约肌痉挛　　　　　　　E. 局限炎症

第二十节　上消化道大量出血病人的护理

高频考点

1. 病因　<u>以消化性溃疡最常见</u>。

2. 临床表现　**呕血与黑粪**：是上消化道出血的特征性表现。呕血呈鲜红色或血块提示出血量大且速度快。

3. 内镜检查　<u>是上消化道出血病因诊断的首选检查方法</u>。

4. 治疗要点

（1）补充血容量：等待配血时先输入平衡液或葡萄糖盐水、右旋糖酐或其他血浆代用品，尽早输入全血。

（2）止血。

5. **护理措施**

（1）基本护理措施

①少量出血者应卧床休息。<u>大出血者绝对卧床休息，取平卧位并将下肢略抬高</u>。

②输液开始宜快，肝病病人忌用吗啡、巴比妥类药物；宜输新鲜血。

③<u>大出血者禁食</u>。

④出血量的估计：<u>粪隐血试验阳性，出血量＞每日5～10ml；黑粪，出血量50～100ml；呕血，出血量250～300ml；头晕、心悸、乏力等，出血量超过400～500ml；休克，出血量超过1000ml</u>。

（2）食管-胃底静脉曲张破裂出血的特殊护理：活动性出血时应禁食。避免粗糙、坚硬、刺激性食物，且应细嚼慢咽，防止损伤曲张静脉而再次出血。

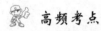 **经典试题**

引起上消化道出血最常见的原因是（D）

A. 缺乏维生素 K   B. 凝血功能障碍

C. 食管-胃底静脉曲张破裂   D. 消化性溃疡

E. 食管癌

第二十一节　慢性便秘病人的护理

 高频考点

便秘指正常的排便形态改变，排便次数减少，排出过干过硬的粪便，且排便不畅、困难。便秘者粪便干硬，肛诊可触及粪块。护理措施详见第一章第十一节排泄护理中便秘病人的护理。

第二十二节　急腹症病人的护理

 高频考点

1. 分类

（1）内脏神经痛：定位模糊、范围大；痛觉迟钝；时间缓慢、持续。

（2）躯体神经痛：腹壁痛；感觉敏锐，定位准。

（3）牵涉痛：又称放射痛。

2. **体征**　**急腹症最突出的表现即为腹痛**。

3. 临床表现

（1）外科急腹症鉴别要点

①胃十二指肠溃疡急性穿孔典型表现：板状腹、**膈下游离气体**。突发上腹部刀割样疼痛、迅速蔓延全腹。

②急性胆囊炎：进食油腻食物后，多午夜发病，右上腹

绞痛、向右、右腰背部放射。右上腹压痛、反跳痛、肌紧张、Murphy 征阳性。B 超检查可以确诊。

③急性胆管炎：最重要的表现为 Charcot 三联症，即腹痛、寒战高热、黄疸。严重者可有 Reynods 五联症，即腹痛、寒战高热、黄疸、休克、中枢神经系受抑制。

④急性胰腺炎：饮酒、暴食后，左上腹疼痛、呈剧烈、持续性，常放射到肩背部。血尿淀粉酶明显增高。

⑤急性阑尾炎：**转移性右下腹痛**、右下腹固定压痛。

⑥小肠急性梗阻：痛、吐、胀、闭。

⑦腹部钝性伤：实质性脏器破裂出血、血管损伤以血容量降低表现为主；空腔脏器破裂穿孔则以腹膜刺激征为主。

（2）妇产科急腹症：以下腹部或盆腔内痛为主。

（3）老年人往往临床症状与严重程度不符：症状不典型、体征较轻、体温变化不明显，易并发其他疾病。

4．辅助检查

（1）实验室检查

①白细胞：血白细胞计数升高提示炎症；尿白细胞计数升高提示泌尿系炎症。

②尿胆红素：可提示梗阻性黄疸。

③粪便隐血：提示消化性溃疡。

（2）诊断性穿刺：腹腔穿刺、阴道后穹窿穿刺，抽出不凝血，提示腹腔脏器出血；抽出脓性渗出液，提示腹膜炎。

5．治疗要点　诊断未明确时，急腹症有**四禁**：禁食，禁用镇痛药（如吗啡、哌替啶），禁用泻药（以防感染扩散）和灌肠，禁热敷（可能掩盖症状）。

6．护理措施　取弯腰屈膝侧卧位，以减轻疼痛感并有利于休息。

经典试题

外科急腹症患者，在未明确诊断时适宜的护理措施是（D）

A．强痛定止痛　　B．哌替啶止痛　　　C．给水止渴

D．确诊前禁食　　E．搀扶患者去放射科做检查

第四章　呼吸系统疾病病人的护理

第一节　呼吸系统的解剖生理

高频考点

1．呼吸道　以环状软骨为界，分成上、下呼吸道。

（1）上呼吸道：由鼻、咽、喉构成。

（2）下呼吸道：由气管和支气管构成。右主支气管较左主支气管粗、短而陡直，因此异物及吸入性病变多发生在右侧。

2．肺和胸膜

（1）肺：肺泡，气体交换。

（2）胸膜：胸膜腔，呈负压，含有少量浆液。

3．呼吸系统的生理功能

（1）呼吸功能：肺通气及肺换气。双重血液供应。

（2）呼吸的调节：中枢化学感受器通过感受 CO_2 的变化进行调节。

4．儿童呼吸系统解剖生理特点

（1）婴幼儿的咽鼓管宽、直、短，呈水平位，故鼻咽炎时易致中耳炎。

（2）儿童肺组织尚未发育完善，易患肺部感染。

（3）婴幼儿呼吸频率快，腹膈式呼吸。

经典试题

呼吸中枢通过感受以下何种物质的浓度变化进行调节（B）

    A．氧　　　　　B．二氧化碳　　　　　C．氯离子

    D．氢离子　　　E．酸碱度

第二节　急性感染性喉炎病人的护理

高频考点

1．**病因**　副流感病毒等病毒，金黄色葡萄球菌等细菌感染。

2．**临床表现**　发热、**犬吠样咳嗽**，声嘶、**吸气性喉鸣和三凹征**。多见于婴幼儿。喉梗阻者可窒息死亡。

3．**治疗要点**

（1）保持呼吸道通畅：雾化吸入肾上腺皮质激素和麻黄碱。

（2）控制感染：选择敏感抗生素。

（3）肾上腺皮质激素：减轻喉头水肿。

（4）对症治疗。

4．**护理问题**

（1）低效性呼吸形态　与喉头水肿有关。

（2）有窒息的危险　与喉梗阻有关。

5．**护理措施**　改善呼吸功能；严密观察病情；保证营养和水分。

经典试题

某患儿，因急性感染性喉炎入院，目前声音嘶哑，喉头水肿，烦躁不安、发绀，其治疗措施错误的是（E）

A．应用抗生素控制感染　　　　B．使用糖皮质激素

C．吸氧　　　　D．异丙嗪肌内注射　E．吗啡肌内注射

第三节　急性支气管炎病人的护理

高频考点

1．**病因与发病机制**　感染是最主要病因，过度劳累和受凉是常见诱因。

2．**临床表现**

（1）症状：起病较急，先有上感史，继之咳嗽、咳痰，

开始为频繁干咳或少量黏液痰，2～3 天后转为**黏液脓性**，痰量亦增多，全身症状较轻。

（2）体征：可闻及**散在干湿啰音**。

（3）哮喘性支气管炎：常见于婴幼儿，在上感后出现呼吸困难，严重时三凹征。两肺听诊以哮鸣音为主。

3．辅助检查　细菌感染较重时，白细胞计数和中性粒细胞增高。

4．治疗要点

（1）病因治疗：避免吸入粉尘和刺激性气体，及时控制炎症。

（2）对症治疗：有痰病人则不宜给予可待因等强力镇咳药；痰液不易咳出者，可用**盐酸氨溴索**或**雾化**治疗帮助祛痰，喘息时加用**氨茶碱**。

5．护理措施

（1）病情观察。

（2）用药护理：遵医嘱给药，注意观察药物的疗效及不良反应。

（3）饮食：**每日饮水 1.5～2L，使痰液稀释以促进排痰**。

（4）促进有效排痰：**深呼吸、咳嗽、胸部叩击、超声雾化等**。

🌱 **经典试题**

支气管炎的典型症状是（B）

　A．喘息　　　　　　　　B．反复咳嗽、咳痰

　C．逐渐加重的呼吸困难　D．发热　　　E．胸闷、气急

第四节　肺炎病人的护理

🧑 **高频考点**

1．病因与分类

（1）按病因分类：细菌性肺炎是最常见的肺炎，最常见病原菌为肺炎链球菌。

（2）按患病环境分类：社区获得性肺炎、医院获得性肺炎。

（3）按解剖分类：**大叶性肺炎**、小叶性肺炎、间质性肺炎。

2．肺炎链球菌肺炎

（1）病因：发病前常有淋雨、受凉、醉酒、疲劳等诱因。

（2）临床表现

①症状：以急性起病，寒战、高热、全身肌肉酸痛为特征。体温可达 39～40℃，呈稽留热。胸痛、咳铁锈色痰。

②体征：病人呈急性病容，口角和鼻周有单纯疱疹。

③休克型肺炎：除有呼吸系统症状外，伴有休克。

（3）辅助检查

①血常规：白细胞计数升高。

②细菌学检查：血培养标本采集应在抗生素治疗前。

③X 线检查：蜂窝状小脓肿，叶间隙下坠。消散期，"假空洞"征。

（4）治疗要点

①抗感染治疗：一旦确诊即用抗生素治疗。首选青霉素G，对青霉素过敏或耐药者，可用红霉素或林可霉素。

②对症及支持治疗：卧床休息，多饮水，休克型肺炎，首先应注意补充血容量。

③并发症治疗：在抗菌药物治疗后如体温不降或降后复升，应考虑有并发症。

（5）护理措施

①高热的护理。高热护理：物理逐步降温，必要时使用退热药。休息与环境：高热病人应卧床休息，保持安静并维持适宜的温、湿度。鼓励病人多饮水。口腔护理：口唇疱疹者局部涂抗病毒软膏。用药护理：遵医嘱使用抗生素，观察疗效和不良反应。

②清理呼吸道的护理：包括有效咳嗽、胸部叩击、体位引流、超声雾化和机械吸痰等。

③潜在并发症:感染性休克的护理包括密切监测生命体征，一旦发现休克征象，立即抢救。

3．小儿肺炎病人的护理

（1）分类：<u>儿童以支气管肺炎最常见</u>。

（2）病因：<u>病毒以呼吸道合胞病毒最多见，细菌以肺炎链球菌多见</u>。

（3）临床表现

①呼吸系统症状和体征：主要表现为<u>发热、咳嗽、气促、肺部固定的中细湿啰音</u>。

②循环系统：重症肺炎可合并心力衰竭。

③神经系统

轻度缺氧：精神萎靡、烦躁不安或嗜睡；脑水肿时，出现意识障碍等表现。

④消化系统：轻者常有食欲缺乏、吐泻、腹胀等；<u>重者可发生中毒性肠麻痹（腹胀主因），呼吸困难加重</u>。

（4）辅助检查

①外周血检查：**细菌性**肺炎白细胞总数及中性粒细胞常增高，并有核左移，<u>血清 C 反应蛋白（CRP)浓度升高</u>。

②胸部 X 线检查：<u>肺纹理增粗，斑片状阴影</u>。

（5）治疗要点

①控制感染：<u>抗生素一般用至体温正常后的 5～7 天，临床症状、体征消失后 3 天</u>。病毒感染者，应选用利巴韦林（病毒唑）等抗病毒药物。

②对症治疗。

（6）护理措施

①改善呼吸功能。休息：卧床休息，尽量使患儿安静。氧疗：缺氧表现患儿及早给氧。**氧流量为**<u>每分钟 0.5～1L，氧浓度**不超过 40%**</u>。遵医嘱给予抗生素治疗。

②保持呼吸道通畅。

③降低体温，首选物理降温，如冰袋。

④鼓励患儿**多饮水**。

4．毛细支气管炎患儿的护理　多见于 1～6 个月的小婴儿。也称喘憋性肺炎。

（1）主要由呼吸道合胞病毒引起。

（2）临床表现：喘息和肺部哮鸣音为其突出表现。主要表现为下呼吸道梗阻症状，出现呼气性呼吸困难、呼吸相延长伴喘息。全身中毒症状较轻，少见高热。呼吸浅而快，伴鼻翼扇动和三凹征，心率可达 150～200 次/分。

经典试题

1. 咳铁锈色痰应考虑为（D）

    A. 病毒感染　　　　　B. 化脓菌感染　　　　C. 厌氧菌感染

    D. 肺炎球菌感染　　　E. 肺癌

2. 患儿，男，6 个月。因肺炎住院，目前该患儿精神不振，食欲差。对该患儿饮食指导错误的是（C）

    A. 继续母乳　　　　　B. 少量多餐　　　　　C. 尽量少饮水

    D. 耐心喂养防呛咳　　E. 给予营养丰富半流质饮食

第五节　支气管扩张病人的护理

高频考点

1. **病因与发病机制**　支气管-肺组织感染和支气管阻塞是最主要的病因。

2. 临床表现

（1）症状

①**慢性咳嗽**和**大量脓痰**：痰量与体位改变有关，严重程度：痰量每天少于 10ml 为轻度，10～150ml 为中度，多于 150ml 为重度。痰液静置可见上层为泡沫；中层为混浊黏液；下层为脓性物和坏死组织。

②反复咯血是本病特点。

③反复肺部感染。

（2）体征：下胸部、背部可闻及固定而持久的局限性粗湿啰音，杵状指（趾）（慢性缺氧引起）。

3. 辅助检查

（1）胸部 X 线检查："双轨征""环形阴影"。

（2）纤维支气管镜检查：鉴别出血部位或阻塞原因，局部灌洗。

4．治疗要点　控制感染，保持引流通畅，必要时手术治疗。

5．护理问题

（1）清理呼吸道无效　与痰多黏稠和无效咳嗽有关。

（2）潜在并发症：大咯血、窒息。

（3）焦虑与恐惧　与反复咯血有关。

6．护理措施

（1）休息与卧位：小量咯血者，静卧休息；大量咯血者，绝对卧床休息。取患侧卧位。

（2）饮食护理：大量咯血者应禁食；小量咯血者宜进少量温、凉流质饮食。多饮水，每日 1500ml 以上。

（3）体位引流的护理

①引流前 15 分钟遵医嘱给予支气管舒张剂雾化吸入。

②原则上抬高病灶部位的位置，便于分泌物随重力作用流入支气管和气管排出。

③饭前进行，早晨清醒后立即进行效果最好，或饭后 1～2 小时进行。

④病人出现心率超过 120 次/分、心律失常等，立即停止并通知医生。

⑤漱口并记录。

（4）保持呼吸道通畅：咯血时轻拍健侧背部，嘱病人不要屏气，以免诱发喉头痉挛。

🔱 经典试题

支气管扩张病人排痰最有效的措施是（D）

　　A．有效咳痰　　　B．拍背与胸壁振荡　　　C．湿化呼吸道

　　D．体位引流　　　E．机械吸痰

第六节　慢性阻塞性肺疾病病人的护理

🎖 高频考点

1．病因　吸烟（最常见）、感染、职业粉尘和化学物质、

空气污染等。

2．临床表现

（1）症状

①慢性咳嗽、咳痰。

②呼吸困难或气短：早期在劳累时出现，逐渐加重致在日常活动甚至休息时也感到气短，是 COPD 的标志性症状。

③体重下降，食欲缺乏等。

（2）体征：桶状胸。触诊语颤减弱。叩诊呈过清音。干和（或）湿啰音。

（3）COPD 病程分期：急性加重期、稳定期。

（4）COPD 并发症：慢性呼吸衰竭、自发性气胸、慢性肺源性心脏病、肺部感染等。

3．辅助检查

（1）肺功能检查：是判断气流受限的主要客观指标。

（2）X 线检查：肋间隙增宽。

4．治疗要点

（1）稳定期治疗：①戒烟，避免诱因。②药物治疗，支气管舒张药短期按需应用以缓解症状，长期规律应用以减轻症状。糖皮质激素用于有并发症或反复加重的 COPD 病人。③长期氧疗，氧流量为每分钟 1～2L，吸氧持续时间＞15 小时/天。

（2）急性加重期治疗：①控制感染。②给予支气管舒张药和祛痰止咳药（氨茶碱可松弛支气管平滑肌）。③低流量（每分钟 1～2L）低浓度（28%～30%）持续吸氧。④重者糖皮质激素治疗。

5．护理措施

（1）保持呼吸道通畅：①湿化气道，鼓励病人多饮水，雾化吸入；②指导病人进行有效咳嗽；③协助排痰，背部叩击和体位引流。

（2）氧疗护理：采用持续低流量吸氧，氧流量每分钟 1～2L，每天氧疗时间不少于 15 小时，睡眠时间不可停止氧疗。

（3）呼吸功能锻炼：缩唇呼吸（口呼鼻吸，吸：呼为

1：2或1：3）、腹式呼吸。

经典试题

应用氨茶碱治疗慢性阻塞性肺疾病的目的是（E）

   A．控制感染   B．降低体温   C．减少支气管分泌物

   D．稀释痰液   E．松弛支气管平滑肌

第七节　支气管哮喘病人的护理

高频考点

1．**病因**　遗传因素；吸入性变应原；感染；食用鱼、虾、蟹等。

2．**临床表现**

（1）症状：典型表现为发作性呼气性呼吸困难或发作性胸闷和咳嗽，伴哮鸣音，严重者呈被迫坐位或端坐呼吸，甚至出现发绀。

（2）体征：发作时胸部呈过度充气征象，双肺满布哮鸣音，呼气音延长。心率增快、奇脉、胸腹反常运动和发绀。

（3）并发症：发作时可并发气胸、纵隔气肿、肺不张等。

3．**辅助检查**

（1）痰液检查：痰涂片可见嗜酸性粒细胞增多。

（2）胸部 X 线检查：哮喘发作时双肺透亮度增加，呈过度充气状态。

（3）特异性变应原的检测。

4．**治疗要点**

（1）脱离变应原：是防治哮喘最有效的方法。

（2）药物治疗

①**糖皮质激素**：控制气道炎症最为有效。

②**β_2肾上腺素受体激动药**：为控制哮喘急性发作的首选药物，首选定量吸入法。

③**色甘酸钠**：对预防运动或变应原诱发的哮喘最为有效。

④**茶碱类**。

（3）急性发作期的治疗

①轻度：每天定时吸入糖皮质激素，出现症状时间段吸入短效 β_2 受体激动药。

②中度：吸入倍氯米松，规则吸入 β_2 受体激动药。

③重度至危重度：持续雾化吸入 β_2 受体激动药，或合用抗胆碱药。静脉滴注糖皮质激素。

5. 护理措施

（1）气体交换受损

①病室不宜摆放花草，避免使用皮毛、羽绒或蚕丝织物等。

②与哮喘发作有关的食物，如鱼、虾、蟹等，避免食用。

③用药护理。糖皮质激素：口服用药宜在饭后服用，并及时漱口。指导病人不得自行减量或停药。β_2 受体激动药：指导病人按医嘱用药，不宜长期、规律、单一、大量使用。茶碱类：注射宜在 10 分钟以上。不良反应有恶心、呕吐、心律失常，严重者可致抽搐甚至死亡。茶碱缓（控）释片不能嚼服，须整片吞服。其他：酮替芬有镇静、头晕等不良反应，对高空作业人员、驾驶员、操纵精密仪器者应予以强调。

④氧疗护理：吸氧流量 1～3L/min，浓度不超过 40%。

（2）促进排痰：补充水分每日 2500～3000ml；病情观察。

6. 健康教育 旨在提高自我管理技能。

经典试题

支气管哮喘发作时听诊可闻及（B）

  A. 两肺满布湿啰音   B. 两肺满布哮鸣音

  C. 一侧满布湿啰音   D. 一侧满布哮鸣音

  E. 两肺底满布干湿啰音

第八节 慢性肺源性心脏病病人的护理

高频考点

1. 病因 慢性阻塞性肺疾病、胸廓运动障碍性疾病、肺血管疾病等。

2．临床表现

（1）肺、心功能代偿期

①症状：咳嗽、咳痰、气促。

②体征：可有不同程度的发绀和肺气肿体征。有右心室肥厚的体征，颈静脉充盈。

（2）肺、心功能失代偿期

①呼吸衰竭。症状：呼吸困难加重，夜间为甚，肺性脑病表现。体征：明显发绀、球结膜充血、水肿。

②右心衰竭。症状：明显气促、心悸等。体征：颈静脉怒张，心率增快，心律失常，肝颈静脉回流征阳性，下肢水肿。

（3）并发症：肺性脑病、电解质及酸碱平衡紊乱等。肺性脑病为首要死因。

3．辅助检查

（1）X线检查："残根"征；右心室增大征。

（2）心电图检查：主要表现有电轴右偏、肺性P波。

（3）超声心动图检查：可确诊。

（4）血气分析：当 $PaO_2 < 60mmHg$、$PaCO_2 > 50mmHg$ 时，提示呼吸衰竭。

4．治疗要点

（1）急性加重期：积极控制感染，保持呼吸道通畅，改善呼吸功能，纠正缺氧和二氧化碳潴留，控制呼吸衰竭和心力衰竭，积极处理并发症。

（2）缓解期：去除诱因，减少或避免急性加重的发生。如长期家庭氧疗、调节免疫功能和营养疗法等。不可长期应用抗生素。

5．护理问题

（1）气体交换受损　与肺血管阻力增高引起肺淤血有关。

（2）清理呼吸道无效　与呼吸道感染、痰多而黏稠有关。

（3）活动无耐力　与心、肺功能减退有关。

（4）体液过多　与心排血量减少、肾血流灌注量减少有关。

（5）潜在并发症：肺性脑病。

6. 护理措施

（1）休息与活动：<u>失代偿期，绝对卧床休息，呼吸困难者取半卧位或坐位</u>，有意识障碍者，予床档进行安全保护，必要时专人护理。

（2）吸氧护理：<u>持续低流量、低浓度给氧，氧流量每分钟 1～2L，浓度在 25%～29%。</u>

（3）饮食护理：水肿、腹水或尿少时，应限制钠水摄入，每天钠盐＜3g、水分＜1500ml。

（4）用药护理

①<u>对二氧化碳潴留、呼吸道分泌物多的重症病人慎用镇静药、麻醉药、催眠药。</u>

②<u>应用利尿药后易出现低钾、低氯性碱中毒而加重缺氧，过度脱水引起血液浓缩、痰液黏稠不易排出等不良反应，</u>应注意观察及预防。使用排钾利尿药时，督促病人遵医嘱补钾。<u>利尿药尽可能在白天给药，避免夜间频繁排尿而影响病人睡眠。</u>

🌸 经典试题

在冬季天气剧烈变化的时候，有下列哪种疾病史的病人应着重预防肺源性心脏病的发生（B）

A．慢性支气管炎　　B．慢性阻塞性肺疾病

C．支气管哮喘　　　D．支气管扩张　　E．大叶性肺炎

第九节　血气胸病人的护理

🏃 高频考点

一、气胸

1. 病因　肋骨骨折、胸部穿透伤等。

2. 临床表现

（1）闭合性气胸：轻者胸闷、胸痛，重者呼吸困难。叩诊呈鼓音，心、肝浊音区<u>下移</u>或者消失。

（2）开放性气胸：明显呼吸困难、鼻翼扇动、口唇发绀，

重者伴有休克症状。

（3）张力性气胸：严重或极度呼吸困难。患侧胸部饱满，叩诊呈鼓音；听诊呼吸音消失；气管明显移向健侧，颈静脉怒张，多有皮下气肿。

3．辅助检查

（1）X线检查：是诊断气胸的重要方法。

（2）胸腔穿刺：明确有无气胸的存在，抽出气体降低胸腔内压。

4．治疗要点　以抢救生命为首要原则。处理：封闭胸壁开放性伤口，通过胸腔穿刺抽吸或胸腔闭式引流排除胸腔内的积气、积液，防治感染。

5．护理问题

（1）气体交换障碍　与胸部损伤、胸膜腔内压力升高或肺萎陷有关。

（2）疼痛　与组织损伤有关。

（3）低效性呼吸形态　与气道阻塞、肺萎缩有关。

（4）潜在并发症：胸腔或肺部感染。

6．护理措施

（1）休息与卧位：卧床休息；有明显呼吸困难者，取半坐卧位。

（2）保持呼吸道通畅。

（3）胸腔闭式引流护理：气胸引流一般在前胸壁锁骨中线第2肋间隙；胸腔积液则在腋中线与腋后线间第6或第7肋间隙插管引流；脓胸通常选择脓液积聚的最低位置进行置管。

①保持引流通畅。

②保持管道密闭：水封瓶长玻璃管没入水中3～4cm，并始终保持直立。若引流管从胸腔滑脱，立即用手捏闭伤口处皮肤，消毒处理后，以凡士林纱布封闭伤口。更换引流瓶或搬动病人时，先用止血钳双向夹闭引流管。

③体位与活动：取半坐卧位。

④拔管护理：拔管时嘱病人先深吸一口气，在吸气末迅速拔管。

7．健康教育

（1）指导病人进行有效咳嗽、咳痰和腹式呼吸，嘱病人出院后仍应坚持腹式呼吸和有效咳嗽。

（2）在气胸痊愈的 1 个月内，不宜参加剧烈的体育活动，如打球、跑步、抬举重物等。

二、血胸

1．病因　多数因胸部损伤所致，肋骨断端或利器损伤胸部。

2．临床表现

（1）小量血胸：症状不明显。

（2）中、大量血胸

①低血容量性休克表现。

②伴有胸腔积液表现，如呼吸急促、肋间隙饱满、气管移向健侧、患侧胸部叩诊呈浊音、心界向健侧移位、呼吸音减低或消失等。

（3）感染症状。

3．辅助检查

（1）胸部 X 线检查：小量血胸者，肋膈角消失；大量血胸时，纵隔移向健侧。

（2）胸膜腔穿刺：抽得血性液体时即可确诊。

4．治疗要点

（1）非进行性血胸：小量积血可自行吸收；积血量多者，早期行胸腔穿刺。

（2）进行性血胸：及时补充血容量；立即开胸探查、止血。

（3）凝固性血胸：手术。

（4）抗感染。

5．护理问题

（1）组织灌注量改变　与失血引起的血容量不足有关。

（2）气体交换受损　与肺组织受压有关。

（3）潜在并发症：感染。

6．护理措施

（1）维持有效的心排血量和组织灌注量。

①建立静脉通路，补充血容量和抗休克。

②密切监测生命体征：若每小时引流量超过 200ml 并持续 3 小时及以上，引流出的血液很快凝固，胸部 X 线显示胸腔大片阴影，说明有活动性出血的可能。

（2）促进气体交换，维持呼吸功能：密切观察病情，吸氧；生命体征平稳者，取半卧位；镇痛。必要时遵医嘱使用祛痰药物盐酸氨溴索雾化吸入。

（3）预防并发症：合理足量使用抗菌药，指导和协助病人咳嗽、咳痰，密切观察体温。胸腔闭式引流护理过程中，严格无菌操作。

经典试题

护士为自发性气胸病人行胸部查体时，病人的患侧胸部肋间隙增宽，叩诊鼓音，语颤消失，其肝浊音界（A）

A. 下移　　B. 上移　　C. 右移　　D. 左移　　E. 不变

第十节　呼吸衰竭病人的护理

高频考点

1. **病因**　慢性阻塞性肺疾病、重症哮喘、严重肺结核、肺水肿、重症肌无力等。

2. **分类**

（1）按动脉血气分析分类

① I 型呼吸衰竭：仅有缺氧，无 CO_2 潴留，血气分析特点为：$PaO_2 \leq 60mmHg$，$PaCO_2$ 降低或正常。

② II 型呼吸衰竭：既有缺氧，又有 CO_2 潴留，血气分析特点为：$PaO_2 \leq 60mmHg$，$PaCO_2 > 50mmHg$。

（2）按发病急缓分类：急性呼吸衰竭、慢性呼吸衰竭。

（3）按发病机制分类：泵衰竭、肺衰竭。

3. **临床表现**　最早因缺氧而发生损害：大脑。

（1）**呼吸困难**：临床上最早出现的症状，三凹征。

（2）**发绀**：是缺氧的典型表现。

4. 辅助检查　动脉血气分析：$PaO_2 < 60mmHg$ 伴或不伴 $PaCO_2 \geq 50mmHg$。

5. 治疗要点

（1）保持呼吸道通畅

①清除呼吸道分泌物及异物。

②缓解支气管痉挛。

③建立人工气道。

（2）**氧疗**：原则是Ⅱ型呼吸衰竭应给予低浓度（$<3\%\sim5\%$）持续吸氧；Ⅰ型呼吸衰竭则可给予较高浓度（$>35\%$）吸氧。

（3）增加通气量、减少 CO_2 潴留

①呼吸兴奋剂：必须在保持气道通畅的前提下使用，且不宜用于以换气功能障碍为主所致的呼衰。常用药物有尼可刹米、洛贝林、多沙普仑等。

②机械通气。

（4）抗感染。

（5）纠正酸碱平衡失调。

（6）病因治疗。

6. 护理问题

（1）气体交换受损　与呼吸衰竭有关。

（2）潜在并发症：重要器官缺氧性损伤。

7. 护理措施

（1）给氧：Ⅰ型呼吸衰竭，$FiO_2 > 35\%$，使 PaO_2 迅速提高到 $60\sim80mmHg$ 或 $SaO_2 > 90\%$。Ⅱ型呼吸衰竭者在 $PaO_2 < 60mmHg$ 时才开始氧疗，应给予低浓度（$<35\%$）持续给氧，使 PaO_2 控制在 $60mmHg$ 或 SaO_2 在 90% 或略高。

（2）体位、休息与活动：取半卧位或坐位，趴伏在床桌上。

（3）促进有效通气。

（4）用药护理

①烦躁不安、失眠病人，慎用镇静药，防止引起**呼吸抑制**。

②使用呼吸兴奋剂时应保持呼吸道通畅，适当提高吸入氧分数，静脉滴注时速度不宜过快。如出现恶心、呕吐、烦

躁等现象，表示药物过量，<u>需减慢滴速或停用</u>。

③按医嘱正确使用抗生素。

（5）配合抢救。

（6）保持呼吸道通畅，促进痰液引流。

8．健康教育

（1）用药指导：<u>指导并教会低氧血症的病人及家属学会合理的家庭氧疗方法及其注意事项</u>。

（2）增强体质、避免诱因。

（3）<u>呼吸衰竭的征象及处理：若有气急、发绀加重等变化，应尽早就医</u>。

📖 经典试题

急性呼吸衰竭病人缺氧的典型表现是（B）

A．呼吸困难　　　B．发绀　　　C．意识障碍

D．肺功能下降　　E．球结膜水肿

第十一节　急性呼吸窘迫综合征病人的护理

🎯 高频考点

1．临床表现　突然出现**进行性呼吸窘迫**、气促、发绀，不能被**通常氧疗**所改善，也不能用其他心肺原因所解释。

2．辅助检查　动脉血气分析：<u>以低 PaO_2、低 $PaCO_2$ 和高 pH 为典型表现</u>。其中 PaO_2/FiO_2 为最常使用的指标，是诊断 ALI 或 ARDS 的必要条件，ARDS 时≤200mmHg。

3．治疗要点

（1）氧疗：一般需用面罩进行高浓度（>50%）给氧，使 PaO_2≥60mmHg 或 SaO_2≥90%。

（2）<u>及早应用机械通气：呼气终末正压通气</u>。

（3）<u>液体管理：出入液量宜呈轻度负平衡（−500ml 左右）</u>。

（4）积极治疗原发病。

（5）宜早期开始胃肠营养。

4．护理措施

（1）给氧护理：<u>迅速纠正低氧血症是抢救 ARDS 最重要的措施</u>。遵医嘱给予<u>高浓度（＞50%）、高流量（每分钟4～6L）吸氧</u>。

（2）体液平衡：遵医嘱输液，维持适当的体液平衡，<u>严格控制输液速度，防止因输液不当而诱发或加重肺水肿</u>。

5．健康教育

（1）告知病人和家属<u>机械通气的重要性及必要性</u>。

（2）指导病人加强营养和体格锻炼，达到增强体质的目的。

经典试题

抢救急性呼吸窘迫综合征（ARDS)病人的最重要措施是（E）

　A．氧疗　　　　　B．补充血容量　　　C．应用利尿药

　D．应用糖皮质激素　　E．呼气终末正压通气

第五章　传染病病人的护理

第一节　传染病概述

高频考点

1. 传染病的流行过程　基本条件是传染源、传播途径和易感人群。

（1）传染源：病人、隐性感染者、病原携带者、受感染的动物。

（2）传播途径：接触传播；飞沫传播；空气传播；共同媒介传播；生物媒介传播。

（3）人群易感性。

2. 传染病的预防

（1）管理传染源。

（2）切断传播途径。

（3）保护易感人群。

3. 传染病分类　甲、乙、丙三类，共 39 种。

（1）甲类：为强制管理传染病，共 2 种，包括鼠疫、霍乱。城镇要求发现后 6 小时内上报，农村不超过 12 小时。

（2）乙类：为严格管理传染病，共 26 种，要求于发现后 12 小时内上报。乙类传染病中传染性非典型肺炎和肺炭疽，采取甲类传染病的管理措施。

经典试题

按照甲类传染病管理的乙类传染病是（E）

A. 乙型肝炎　　　　B. 艾滋病　　　　C. 登革热

D. 霍乱　　　　　　E. 传染性非典型肺炎

第二节　流行性感冒病人的护理

🎖 **高频考点**

1. **病因、发病机制及流行病学**　流感病毒、副流感病毒引起，以冬、春季节及气候骤变时多见。空气飞沫传播。

2. **临床表现**　典型流感、呼吸道症状可不明显，而全身症状重。查体可见睑结膜外眦充血、咽部充血、软腭上滤泡。

3. **治疗要点**

(1) 一般治疗：休息、多饮水、补充大量维生素 C 等，做好呼吸道隔离，预防并发症。

(2) 病因治疗：可在病初应用**奥司他韦**。

4. **护理措施**

(1) 做好呼吸道隔离。

(2) 体温超过 38.5℃时，给予物理降温或药物降温。

(3) 给予富含营养、易消化的饮食。

(4) 多饮水。

第三节　麻疹病人的护理

🎖 **高频考点**

1. 临床表现

(1) 典型麻疹

①潜伏期：10 天左右。

②前驱期：常持续 3～4 天。**发热**；上呼吸道感染症状；**麻疹黏膜斑**：是麻疹早期具有特征性的体征。

③出疹期：多在**发热 3～4 天后出皮疹**。皮疹先出现于**耳后、发际**，渐及**额、面、颈部**，自上而下蔓延至**躯干、四肢**，最后达**手掌与足底**。

④恢复期：一般为 3～5 天。疹退后皮肤有**色素沉着伴脱屑**。

(2) **肺炎**是麻疹**最常见**的并发症。

2．护理措施

（1）卧床休息至皮疹消退、体温正常为止。

（2）处理高热时需兼顾透疹，不宜用药物及物理方法强行降温，尤其禁用冷敷及乙醇擦浴。

（3）隔离患儿至出疹后 5 天，并发肺炎者延长至出疹后 10 天。对接触麻疹的易感儿应隔离观察 3 周，并给予被动免疫。

（4）患儿房间应通风并用紫外线照射消毒，患儿衣物应在阳光下暴晒。

经典试题

早期发现麻疹最有价值的依据是（B）

  A．发热　　　　　　　　B．口腔黏膜柯氏斑

  C．发热 3～4 天后出疹　　D．1 周前有麻疹接触史

  E．伴有咳嗽、流涕、结膜充血、流泪等症状

第四节　水痘病人的护理

高频考点

1．病因、发病机制及流行病学　水痘病人是唯一的传染源，空气飞沫传播。从出疹前 1～2 天至病损结痂为止，均有很强的传染性。

2．临床表现

（1）典型水痘：皮肤病变仅限于表皮；首发于头、面和躯干，继而扩展到四肢；呈向心性分布；最初为红色斑疹或丘疹，而后清亮、椭圆形的水疱，周围伴有红晕；可见斑疹、丘疹、疱疹和结痂同时存在。

（2）并发症：最常见的为皮肤继发性细菌感染。

3．治疗要点　首选阿昔洛韦。

4．护理措施

（1）可在疱疹未破溃处涂炉甘石洗剂或 5% 碳酸氢钠溶液；疱疹已破溃者、有继发感染者，局部用抗生素软膏，或

遵医嘱口服抗生素。

（2）中、低热不必用药。<u>如有高热，可用物理降温或适量的退热药，忌用**阿司匹林**</u>。

（3）<u>隔离患儿至皮疹全部结痂为止</u>。易感儿接触后应隔离观察 3 周。

经典试题

患儿，男，3 岁，发热 1 天后出现红色斑丘疹，多集中于躯干部，数小时后变成小水疱，瘙痒感重，护士考虑该患儿可能是（A）

A. 水痘 B. 麻疹 C. 腮腺炎
D. 猩红热 E. 幼儿急疹

第五节 流行性腮腺炎病人的护理

高频考点

1. 病原学、发病机制及流行病学 腮腺炎病人和健康带病毒者是本病的传染源，<u>主要为飞沫传播</u>。

2. 临床表现 <u>潜伏期 14～25 天，平均 18 天</u>。

（1）**腮腺肿大**：<u>为首发体征</u>。

（2）<u>下颌下腺和舌下腺肿大</u>。

（3）<u>发热</u>。

（4）并发症

①**脑膜脑炎**：<u>较常见</u>。

②**睾丸炎**：<u>是男孩最常见的并发症</u>。

3. 治疗要点 对高热、头痛和并发睾丸炎者给予解热镇痛药物。<u>睾丸肿痛时可局部冷敷并用丁字带托起</u>。

4. 护理措施

（1）减轻疼痛

①给予清淡、易消化的半流质或软食，忌酸、硬、辣等刺激性食物。保持口腔清洁，进食后用**生理盐水**或 4%**硼酸溶液**漱口，<u>鼓励患儿多饮水</u>。

②腮腺肿胀处可局部**冷敷**。

（2）隔离患儿至腮腺肿大消退后 3 天。易感儿接触后应隔离观察 3 周。

🌵 **经典试题**

儿童期流行性腮腺炎最常见的并发症是（A）

A．脑膜脑炎　　　B．睾丸炎　　　C．卵巢炎

D．胰腺炎　　　　E．喉炎

第六节　病毒性肝炎病人的护理

🎖 **高频考点**

1．病原学与流行病学

（1）甲型肝炎、戊型肝炎：主要经粪-口传播。

（2）乙型肝炎、丙型肝炎、丁型肝炎：主要是血液传播。

2．临床表现　急性黄疸型肝炎。

（1）黄疸前期：病毒血症，消化系统症状。

（2）黄疸期：持续 2～6 周。黄疸逐渐加深，尿色深如浓茶，巩膜、皮肤黄染，约 2 周达到高峰。

（3）恢复期：平均持续 4 周。

3．辅助检查

（1）ALT 最为常用，是判定肝细胞损害的重要指标。

（2）肝炎病毒病原学（标志物）检测

①甲型肝炎：血清抗-HAV-IgM，是 HAV 近期感染的指标，确诊甲型肝炎。

②乙型肝炎：表面抗原（HBsAg）与表面抗体（抗-HBs 抗体）：HBsAg 阳性，HBV 感染者。抗-HBs 抗体阳性，预防接种后或过去感染 HBV 者。e 抗原（HBeAg）与 e 抗体（抗-HBe 抗体）：HBeAg 阳性，HBV 复制活跃。核心抗原（HBeAg）与其抗体（抗-HBe 抗体）：表明 HBV 有复制。乙型肝炎病毒脱氧核糖核酸（HBV DNA）：阳性提示 HBV 的存在、复制，传染性强。

4．护理措施

（1）休息与活动：急性肝炎、慢性肝炎活动期、肝衰竭应卧床休息。肝功能正常 1～3 个月后可恢复日常活动及工作，但仍应避免过度劳累和重体力劳动。

（2）饮食原则

①肝炎急性期：宜进食清淡、易消化、富含维生素的流质。

②黄疸消退期：少食多餐，应避免暴饮暴食。

③各型肝炎病人的饮食禁忌：不宜长期摄入高糖高热量饮食。腹胀者可减少产气食品的摄入。各型肝炎病人均应禁饮酒。

经典试题

关于血清中常规检测到的 HBV 标志物，应除外（C）

  A．HBsAg   B．HBeAg   C．HBcAg

  D．HBeAb   E．HBcAb

第七节 艾滋病病人的护理

高频考点

1．病因与发病机制

（1）传染源：病人和 HIV 无症状病毒携带者。

（2）传播途径：性接触传播、血液传播、母婴传播。

（3）高危人群：男性同性恋者、多个性伴侣者、静脉药瘾者和血制品使用者。

（4）HIV 感染后主要杀伤 CD4$^+$T 淋巴细胞。

2．临床表现

（1）急性期：轻微发热、全身不适、头痛等，在被感染2～6 周后，血清 HIV 抗体可呈阳性。

（2）无症状期：持续 2～10 年或更长。

（3）艾滋病期：易发生机会性感染及恶性肿瘤。

①HIV 相关症状：持续 1 个月以上的发热、盗汗、腹泻。还可出现持续性全身淋巴结肿大。

②各系统的临床表现：以肺孢子菌肺炎最为常见，是本

病机会性感染死亡的主因。

3. 健康教育

（1）病人的血、排泄物和分泌物应用 0.2%次氯酸钠或漂白粉等消毒液进行消毒。

（2）严禁献血、捐献器官、精液；性生活应使用避孕套。

（3）应避免妊娠、生育，以防止母婴传播。HIV 感染的哺乳期妇女应人工喂养婴儿。

经典试题

HIV 感染后主要损害哪类免疫细胞（C）

　　A．中性粒细胞　　　B．B 淋巴细胞　C．CD4$^+$T 淋巴细胞

　　D．CD8$^+$T 淋巴细胞　　E．NK 细胞

第八节　流行性乙型脑炎病人的护理

高频考点

1. 病因与发病机制

（1）传染源：猪是本病最主要的传染源和中间宿主。

（2）传播途径：蚊虫叮咬。

（3）发病机制：乙脑病毒主要侵犯中枢神经系统。

2. 临床表现

分期

①潜伏期：一般为 10～14 天。

②前驱期：1～3 天，起病急，体温在 1～2 天升至 39～40℃，伴头痛、恶心和呕吐。

③极期：高热、惊厥及呼吸衰竭是乙脑极期的严重症状，呼吸衰竭为致死的主要原因。颅内高压。

④恢复期。

⑤后遗症期。

3. 治疗要点　处理好高热、抽搐和呼吸衰竭等危重症状是乙脑病人抢救成功的关键。

4．护理措施

（1）惊厥护理：协助病人取仰卧位，头偏向一侧，松解衣服和领口，清除口腔分泌物，给予吸痰，保持呼吸道通畅。遵医嘱给予脱水药和镇静药。

（2）降温：以物理降温为主，可用小量阿司匹林。

5．健康教育

（1）大力开展防蚊、灭蚊工作。

（2）对重点人群及其家属加强预防接种的教育。

🌡 经典试题

乙脑的主要致死原因是（B）

A．心力衰竭　　　　　B．呼吸衰竭　　　　　C．惊厥

D．休克　　　　　　　E．高热

第九节　猩红热病人的护理

👤 高频考点

1．临床表现

（1）潜伏期：通常为2～3天。

（2）前驱期：一般不超过24小时。起病急骤。

（3）出疹期：多见于发病后**第2天**出疹。皮疹从耳后、颈及上胸部，迅速波及躯干及上肢，最后到下肢。**贫血性皮肤划痕**、**帕氏线**、**杨梅舌**为其特征。

（4）恢复期：躯干为糠皮样脱屑，手掌足底可见大片状脱皮，呈"手套""袜套"状。无色素沉着。

2．治疗要点　青霉素是治疗猩红热的首选药物。

3．护理措施

（1）皮肤护理：避免抓挠皮肤，勤剪指甲。沐浴时避免水温过高，避免使用刺激性强的肥皂或沐浴液。脱皮时，应待皮屑自然脱落，不宜人为剥离。

（2）隔离措施：呼吸道隔离至症状消失后1周，有化脓性并发症者应隔离至治愈为止。尽可能在家隔离治疗。连续咽拭子培养3次阴性后解除隔离。对密切接触者应严密观察7天。

🔖 经典试题

猩红热病人的隔离期限为（E）

A. 5 天   B. 7 天   C. 10 天   D. 14 天

E. 症状完全消失 1 周，连续咽拭子培养 3 次阴性后

第十节　中毒性细菌性痢疾病人的护理

🎖 高频考点

1. 病因和流行病学　病原体为痢疾杆菌，通过消化道传播，多见于儿童。

2. 临床表现

（1）休克型：感染性休克。

（2）脑型：初起患儿烦躁或萎靡、嗜睡，严重者反复惊厥。

（3）肺型：以肺微循环障碍为主。

3. 护理措施

（1）保证营养供给。

（2）预防感染传播：采取消化道隔离。指导家长对患儿食具要煮沸消毒 15 分钟，粪便要用 1%含氯石灰澄清液浸泡消毒后才能倾入下水道或粪池。

🔖 经典试题

中毒性痢疾患者的护理措施错误的是（B）

A. 给予消化道隔离   B. 给予高蛋白饮食

C. 给予清淡、易消化的流质或半流质饮食

D. 保持水、电解质平衡   E. 忌食刺激性食物

第十一节　流行性脑脊髓膜炎

🎖 高频考点

流脑以起病急、突起高热、头痛、呕吐、皮肤黏膜瘀点、瘀斑及脑膜刺激征为主要表现。

1．病因、发病机制及流行病学　从潜伏期末开始至发病10天内具有传染性。通过**飞沫传播**。

2．临床表现　潜伏期1~10天，平均2~3天。

（1）普通型：<u>最常见，占90%左右</u>。

①呼吸道感染期（前驱期）：传染性最强。主要表现为上呼吸道感染症状。

②败血症期：<u>**皮肤黏膜瘀点瘀斑**</u>为本期特征性表现。先为玫瑰疹，迅速发展为瘀点瘀斑渐成为暗紫色大疱坏死。

③脑膜炎期：高热不退、头痛呕吐、烦躁不安、惊厥、昏迷、脑膜刺激征阳性。婴幼儿常表现为拒奶、惊叫、双眼凝视和前囟隆起。

（2）暴发型凶险、病死率高。

①休克型：以高热、呕吐、惊厥起病。出现周围循环衰竭表现。

②脑膜炎型：脑实质损害临床表现明显。

③混合型。

（3）轻型：有低热、细小出血点。

（4）慢性败血症型：以间歇发热、皮疹、关节疼痛为特征。

3．治疗　抗生毒治疗（<u>首选青霉素</u>）、对症及支持治疗。

4．护理措施　迅速建立静脉通路，高热时给予物理降温或药物降温，保持呼吸道通畅。较大瘀斑坏死让其自行脱落。避免抓破皮肤。<u>呼吸道隔离至症状消失后3天，但不少于发病后7天</u>。密切接触者医学观察7天。

经典试题

流行性脑脊髓膜炎最主要的传播途径是（A）

A．飞沫　　　　　B．皮肤接触　　　　C．消化道

D．性和血液　　　E．蚊虫叮咬

第十二节　结核病病人的护理

高频考点

一、肺结核

1．病因与发病机制

（1）结核分枝杆菌：<u>将痰吐在纸上直接焚烧是最简易的灭菌方法</u>。

（2）肺结核的传播：**飞沫传播**是肺结核最重要的传播途径。

2．临床表现

（1）症状

①全身症状：发热最常见，多为长期**午后低热**。高热不退，脉搏快速提示病情重。

②呼吸系统症状：咳嗽、咳痰，是肺结核最常见症状。咯血。胸痛。呼吸困难。

（2）并发症：有自发性气胸、脓气胸、支气管扩张、慢性肺源性心脏病。

3．辅助检查

（1）<u>痰结核分枝杆菌检查</u>：抗酸杆菌阳性。

（2）结核菌素试验：<u>硬结直径≤5mm 为阴性，5～9mm 为弱阳性，10～19mm 为阳性</u>；≥20mm 或局部有水疱和淋巴管炎为强阳性。

4．治疗要点　化学治疗的原则：<u>早期、联合、适量、规律和全程治疗</u>。

5．护理措施

（1）药物治疗指导：<u>利福平可出现黄疸等肝损害表现及变态反应；链霉素可出现耳聋和肾功能损害</u>；对氨基水杨酸钠可有胃肠道刺激、变态反应；异烟肼可有周围神经炎、中毒性反应；乙胺丁醇可以出现球后视神经炎。

（2）饮食护理：为肺结核病人提供<u>高热量、高蛋白、富含维生素的饮食</u>。

（3）降温。

（4）咯血护理

①<u>绝对卧床休息，取患侧卧位</u>。

②<u>大量咯血者应禁食；小量咯血者宜进少量温、凉流质饮食</u>。

③<u>专人护理，咯血漱口</u>。

④<u>嘱病人不要屏气，以免窒息</u>。

⑤<u>一旦病人出现窒息征象，应立即报告医生</u>，并取<u>头低足高 45°俯卧位</u>，面向一侧，轻拍背部，迅速排出在气道和口咽部的血块，或直接刺激咽部以咳出血块。

6. 健康教育

（1）切断传播途径

①<u>病人应单居一室；呼吸道隔离</u>。

②在咳嗽或打喷嚏时，<u>用双层纸巾遮住口鼻，纸巾焚烧处理</u>。留置于容器中的痰液须经灭菌处理再弃去。接触痰液后用流水清洗双手。

③餐具煮沸消毒或用消毒液浸泡消毒。

④被褥、书籍在烈日下暴晒 6 小时以上。

（2）保护易感人群：<u>给未受过结核分枝杆菌感染的新生儿、儿童及青少年接种卡介苗</u>。

二、结核性脑膜炎

1. 临床表现

（1）早期（前驱期）：主要症状为性格改变，易疲倦，低热等，年长儿可诉头痛。

（2）中期（脑膜刺激期）：患儿出现持续性头痛、喷射性呕吐、体温升高、两眼凝视，意识逐渐模糊，以后进入昏睡状态，并可有惊厥发作。患儿<u>脑膜刺激征明显</u>。婴幼儿则表现为前囟隆起、骨缝裂开。

（3）晚期（昏迷期）：上述症状逐渐加重。

2. 治疗要点　抗结核治疗，降低颅内高压。

三、骨与关节结核、肠结核病人的护理

常继发于肺结核。骨与关节结核多发生在活动多、负

重大、易于发生创伤的**脊椎骨**。肠结核主要位于回盲部，也可累及结肠和直肠。全身抗结核治疗同肺结核，是治疗的关键。

经典试题

1. 肺结核最主要的传播途径是（A）

   A. 飞沫　　　　　　B. 尘埃　　　　　　C. 食物和水

   D. 皮肤接触　　　　E. 毛巾或餐具

2. 骨结核患者中，最常见的发病部位是（D）

   A. 胫骨　　B. 髋骨　　C. 趾骨　　D. 脊椎骨　　E. 肱骨

第六章　皮肤及皮下组织疾病病人的护理

第一节　皮肤及皮下组织化脓性感染病人的护理

🏃 高频考点

1. 疖

（1）临床表现："<u>危险三角区</u>"的疖如被挤压或处理不当，<u>引起化脓性海绵状静脉窦炎</u>。

（2）处理要点

①早期可用理疗促进炎症消散。

②<u>出现脓头时，可在其顶点涂苯酚</u>；有<u>波动感</u>时，应及<u>时切开排脓</u>。

2. 痈

（1）临床表现：<u>唇痈容易引起颅内化脓性海绵状静脉窦炎</u>。

（2）处理要点

①全身治疗。

②局部治疗：<u>50%硫酸镁</u>或<u>75%乙醇</u>湿敷。

3. 急性蜂窝织炎

（1）临床表现：<u>颌下急性蜂窝织炎可发生喉头水肿和气管受压，引起呼吸困难，甚至窒息</u>。

（2）处理要点

①全身治疗。

②局部治疗：<u>50%硫酸镁湿敷</u>，若形成脓肿切开引流；<u>颌下急性蜂窝织炎，及早切开</u>。

4. 急性淋巴管炎及淋巴结炎

（1）临床表现

①急性淋巴管炎

网状淋巴管炎：又称<u>丹毒</u>，起病急，<u>全身不适</u>等。<u>鲜红色片状红疹，局部有烧灼样疼痛，红肿区可有水疱</u>。

管状淋巴管炎：<u>伤口近侧表皮下有一条或多条"红线"，质硬有压痛</u>。<u>皮下深层淋巴管炎有条形压痛区</u>。

②急性淋巴结炎：淋巴结肿大、触痛。

（2）处理要点：<u>应用抗菌药物（首选青霉素）、休息和抬高患肢</u>。急性淋巴结炎形成脓肿时，应做切开引流。

🌿 经典试题

"危险三角区"的疖如被挤压或处理不当，可引起（C）

A．休克 　　　 B．脓毒症 　　　 C．海绵状静脉窦炎

D．喉头水肿 　　 E．附近淋巴结炎

第二节　手部急性化脓性感染病人的护理

👨 高频考点

1．临床表现

（1）甲沟炎：红、肿、痛，化脓。

（2）<u>脓性指头炎：指头发红、肿胀、针刺样疼痛、**搏动性跳痛**</u>，患指下垂时加重。

2．治疗要点

（1）甲沟炎：<u>已有脓液时，可在甲沟处**纵行切开**引流</u>。如甲床下已积脓，应将指甲拔去。

（2）脓性指头炎：<u>一旦出现跳痛、明显肿胀，及时在患指侧面纵行切开</u>减压和引流。

🌿 经典试题

急性软组织感染需要及早切开引流的是（E）

A．急性淋巴管炎 　 B．急性淋巴结炎 　　 C．痈

D．疖 　　　 E．脓性指头炎

第七章 妊娠、分娩和产褥期疾病病人的护理

第一节 女性生殖系统解剖生理

高频考点

1. 外生殖器 又称**外阴**,包括阴阜、大阴唇、小阴唇、阴蒂与阴道前庭。

2. 内生殖器

(1) 阴道:阴道上皮表面为**复层鳞状上皮**。

(2) 子宫:**子宫颈外口柱状上皮与鳞状上皮交界处,是宫颈癌**的好发部位。

(3) 输卵管:是精子和卵子相遇的场所。

(4) 卵巢:具有**生殖**与**内分泌**功能。

(5) 内生殖器的邻近器官:尿道、膀胱、输尿管、直肠和阑尾。

3. 骨盆

(1) 骨盆的平面:①入口平面,为真假骨盆的交界。②中骨盆平面,最狭窄。③出口平面。

(2) 骨盆底:包括会阴。

4. 妇女一生各时期的生理特点 **月经初潮**是青春期的重要标志。

5. 月经的临床表现 月经血呈**暗红色**,其主要特点是**不凝固**。

6. 卵巢的周期性变化及内分泌功能 卵巢能产生卵子并排卵(生殖功能)和分泌性激素(内分泌功能)。

(1) 排卵:一般在下次月经来潮之前 14 天左右。

(2) 分泌的激素:雌激素、孕激素及少量雄激素。

7. 子宫内膜的变化 ①增殖期:月经周期的第 5~14 天。②分泌期:15~28 天。③月经期:1~4 天。

8．月经周期的调节　主要通过下**丘脑-垂体-卵巢轴**实现。

第二节　妊娠期妇女的护理

🐝 **高频考点**

卵子受精是妊娠的开始，胎儿及其附属物自母体排出是妊娠的终止。全过程约 40 周。

1．**妊娠生理**

（1）受精与着床。

（2）胎儿附属物：**包括胎盘、胎膜、脐带和羊水**。

2．**妊娠诊断**　妊娠 12 周末以前称为**早期妊娠**；第 13～27 周末称为**中期妊娠**；第 28 周及其后称为**晚期妊娠**。

（1）早期妊娠诊断

①病史：**停经**为最早、最重要的症状，**早孕反应**。

②辅助检查：血、尿中的 HCG 含量测定，**超声检查**。最早在 5 周时可见到有节律的胎心搏动和胎动。

（2）中、晚期妊娠诊断：**妊娠18～20 周时开始自觉胎动**，胎动每小时 3～5 次。**妊娠12 周**，用多普勒胎心听诊器在孕妇腹壁上能听到胎心音，胎心率为 110～160 次/分。妊娠 18～20 周，用普通听诊器在孕妇腹壁上能听到胎心音。

3．**妊娠管理**　产前检查：妊娠 28 周前每 4 周查 1 次，妊娠 28 周后每 2 周查 1 次，妊娠 36 周后每周查 1 次。

（1）**预产期（EDC）推算**：末次月经（LMP）第 1 天起，月份减 3 或加 9，日期加 7；如为阴历，月份仍减 3 或加 9，但日期加 15。

（2）护理措施

①白带增多：正常，严禁阴道冲洗。

②水肿：嘱孕妇**左侧卧位**。适当限制孕妇对盐的摄入，但不必限制水分。

③下肢、外阴静脉曲张：避免两腿交叉或长时间站立、行走。

④便秘：不可随意使用大便软化药或轻泻药。

（3）健康教育

①**早期叶酸缺乏**是导致胎儿**神经管畸形**的主要原因。

②妊娠前 3 个月及末 3 个月，均应避免性生活。

③孕期自我监护：最简单有效的方法是**胎动计数**。胎动 12 小时少于 **10 次**为胎动减少。

经典试题

孕妇自我监测胎儿安危最简单有效的方法是（A）

A. 胎动计数　　　　B. 计算孕龄　　　　C. 测量宫高

D. HCG 测定　　　　E. 测量体重

第三节　分娩期妇女的护理

高频考点

妊娠满 37 周至不满 42 足周期间分娩，称为**足月产**。

1. 影响分娩的因素

（1）产力：**子宫收缩力**是临产后的主要产力，具有节律性、对称性、极性及缩复作用。

（2）产道：骨产道与软产道。

（3）胎儿：**双顶径**是胎头的最大横径。枕下前囟径是胎头最小径线。胎头的矢状缝及囟门是确定胎位的重要标志。

（4）精神心理因素。

2. 正常分娩妇女的护理

（1）枕先露的分娩机制：**枕先露**，又以**枕左前位**为最多见。①衔接。②**下降**，贯穿于分娩全过程。③俯屈。④内旋转。⑤仰伸。⑥复位及外旋转。⑦胎肩及胎儿娩出。

（2）先兆临产

①假临产：不规律宫缩；不伴随出现宫颈管消失和宫颈口扩张。

②胎儿下降感。

③见红：是分娩即将开始的比较可靠的征象。

（3）临产诊断：临产的标志为有规律且逐渐增强的子宫

收缩,伴随进行性子宫颈管消失、宫颈口扩张和胎先露下降。

（4）产程分期

①第一产程：从出现间歇 5～6 分钟的规律宫缩开始至宫口开全。

②第二产程：从宫口开全至胎儿娩出。

③第三产程：从胎儿娩出后至胎盘胎膜娩出。

（5）产程护理

①第一产程妇女的护理

临床表现：规律宫缩。宫口扩张。胎先露下降：胎头下降的程度以颅骨最低点与坐骨棘平面的关系为标志。胎膜破裂。

观察产程进展：胎心监测：潜伏期于宫缩间歇时听胎心。宫口扩张及胎头下降是产程进展的重要标志。破膜超过 12 小时者应遵医嘱给予抗生素预防感染。

②第二产程妇女的护理

临床表现：胎头拨露；胎头着冠。

护理措施：初产妇宫口开全、经产妇宫口扩张 4cm 且宫缩规律有力时，应做好接产准备工作。

③第三产程妇女的护理

临床表现：子宫收缩，宫底降至脐平。胎盘娩出。阴道出血：≤300ml。

新生儿护理：清理呼吸道是首要护理措施。

母体的护理：协助胎盘娩出，接产者切忌在胎盘尚未完全剥离时用手按揉、下压宫底或牵拉脐带，以免引起胎盘部分剥离而出血或拉断脐带。预防产后出血，可在胎儿前肩娩出时静脉注射麦角新碱 0.2mg，或缩宫素 10U 加于 25%葡萄糖液静脉注射。产后应在产房观察 2 小时。

🌸经典试题

产程的活跃期是指宫口（B）

　　A．1～7cm　　B．从 3cm 到开全　　C．从 5cm 到开全

　　D．2～9cm　　E．从 3cm 到胎儿娩出

第四节　产褥期妇女的护理

高频考点

产褥期一般为6周。

1. 产褥期妇女的生理变化

（1）生殖系统：产褥期变化最大，其中又以<u>子宫</u>变化最大。

①<u>子宫体肌纤维缩复：产后当日，子宫底平脐或脐下，产后1周子宫在耻骨联合上方可扪及；于产后10天子宫降至骨盆腔内，在腹部检查摸不到子宫底；产后6周子宫恢复至正常非孕大小</u>。

②子宫内膜再生：产后第3周除胎盘附着部位以外的子宫内膜基本修复，产后6周内膜全部修复。

③产后4周，子宫颈完全恢复至非孕时形态。

（2）乳房：产后分泌的乳汁，7天内的称初乳，7～14天为过渡乳，14天以后为成熟乳。

2. 产褥期妇女的护理

（1）临床表现

①发热：产后3～4天可有37.8～39℃发热，称为<u>泌乳热</u>，不属于病态。

②产后宫缩痛：产褥早期因宫缩引起下腹部阵发性剧烈疼痛。不需特殊用药。

③褥汗：不属于病态。

（2）护理措施

①生命体征：正常脉搏为<u>60～70次/分</u>。

②排尿与排便：<u>产后1周尿量增多</u>。保持大小便通畅。特别是产后4小时内要鼓励产妇及时排尿。

③症状护理：产后最初3天为红色血性恶露，产后4～14天为淡红色浆液性恶露，产后14天以后为白色恶露。如恶露有异味，提示感染。会阴及会阴伤口的护理：用0.05%聚维酮碘液擦洗外阴，由上到下，从内到外，会阴切口单独擦洗，禁止盆浴。<u>产妇向会阴伤口对侧卧</u>。会阴或会阴伤口水肿的病人，可以用50%硫酸镁湿热敷，产后24小时可用

红外线照射外阴。会阴伤口有硬结者用大黄、芒硝外敷或用95%乙醇湿热敷。会阴切口处疼痛剧烈或有肛门坠胀感时，高度怀疑有阴道壁或会阴部血肿。**乳房护理**：乳房应保持清洁、干燥，经常擦洗。乳头处如有痂垢，应先用油脂浸软后再用温水洗净，切忌用乙醇擦洗。平坦及凹陷乳头护理：乳头伸展练习和乳头牵拉练习。**乳房胀痛护理**：于产后半小时内开始哺乳。**乳腺炎护理**：哺乳时先喂患侧乳房。每次哺乳时应充分吸空乳汁。**乳头皲裂护理**：轻者可继续哺乳，先喂健侧。哺乳前湿热敷乳房 3～5 分钟，让乳头和大部分乳晕含吮在婴儿口中。哺乳后，挤出少许乳汁涂在乳头和乳晕上。

（3）健康教育

①产后 2 周时开始做膝胸卧位，可预防或纠正子宫后倾。

②产后 42 天之内禁止性交。

🔖 **经典试题**

产后 1 周，产妇可能出现的正常表现是（D）

　A. 少尿　　　　B. 尿潴留　　　　C. 尿失禁

　D. 尿量增加　　E. 排尿困难

第五节　流产病人的护理

👤 **高频考点**

　　流产指妊娠不足 28 周、胎儿体重不足 1000g 而终止者。妊娠 12 周以前流产者为早期流产，妊娠 12 周至不足 28 周者称晚期流产。

　1. 病因　**胚胎或胎儿染色体异常**是流产最常见的原因。

　2. 临床表现

　（1）**先兆流产**：停经后少量阴道出血，下腹痛。宫颈口未开，妊娠产物未排出。

　（2）**难免流产**：阴道出血量多，阵发性腹痛加重。宫颈口已扩张，但组织尚未排出。

　（3）**不全流产**：妊娠产物部分排出体外，阴道出血持续不止，下腹痛减轻。

（4）**完全流产**：妊娠产物完全排出，宫颈口已关闭。

（5）**复发性流产**：指同一性伴侣连续发生 3 次或 3 次以上的自然流产。

3．治疗要点 先兆流产者卧床休息，禁止性生活；减少刺激。难免流产一旦确诊，应尽早使胚胎及胎盘组织完全排出。不全流产一经确诊，应清除宫腔内残留组织。复发性流产以预防为主。

第六节 早产病人的护理

🎖 高频考点

早产是指妊娠满 28 周至不满 37 足周分娩者。

1．临床表现 主要是子宫收缩。诊断为<u>早产临产</u>的依据是妊娠晚期出现 20 分钟≥4 次或 60 分钟≥8 次的规律宫缩，并伴有宫颈管缩短 80%以上及宫颈口扩张 1cm 以上。

2．预防早产 高危孕妇多<u>左侧卧床</u>休息，慎做阴道检查，控制宫缩。宫颈内口松弛者应于孕 14～18 周做宫颈环扎术。

🐛 经典试题

孕妇发生早产时容易变得焦虑，主要是因为担心（D）

    A．急产   B．胎儿畸形   C．产程延长

    D．早产儿预后   E．产后出血

第七节 过期妊娠病人的护理

🎖 高频考点

过期妊娠指平时月经周期规律，<u>妊娠达到或超过 42 周尚未分娩者称为过期妊娠</u>。

宫颈条件成熟、胎儿体重≥4000g 或胎儿生长受限、胎动<24 小时 10 次或胎心监护异常、尿 E/C 比较持续低

值、羊水过少和胎粪污染、并发重度子痫前期或子痫者需立即终止妊娠。

第八节　妊娠期高血压疾病病人的护理

高频考点

1．**病理生理**　妊娠期高血压的基本病理生理变化是**全身小动脉痉挛**。

2．**临床表现**

（1）**妊娠期高血压**：BP≥140/90mmHg，妊娠期首次出现，尿蛋白（－）。

（2）**子痫前期**

①轻度：妊娠 20 周后出现 BP≥140/90mmHg，尿蛋白≥0.3g/24 小时或（＋）。

②重度：BP≥160/110mmHg；尿蛋白≥2.0g/24 小时或（＋＋）。

（3）**子痫**：子痫前期的基础上孕妇出现抽搐。

3．**治疗要点**　镇静、解痉、降压、利尿，适时终止妊娠。

（1）子痫前期：重度子痫前期应住院治疗。

①**解痉药物：首选硫酸镁**。

②终止妊娠：是彻底治疗妊娠期高血压疾病的重要手段。

（2）**子痫的处理**：控制抽搐，纠正缺氧和酸中毒，在控制血压、抽搐的基础上终止妊娠。

4．**护理措施**

（1）左侧卧位休息；合理饮食，增加蛋白质，不必严格限制食盐。

（2）滴注速度以每小时 1g 为宜，不超过每小时 2g。中毒现象首先表现为**膝反射减弱或消失**，严重者心搏骤停。用药前及用药过程中均应监测：①血压；②膝腱反射存在；③呼吸不少于 16 次/分；④尿量≥24 小时 600ml 或≥每小时 25ml。10%的葡萄糖酸钙注射液可解毒。

（3）子痫病人的护理

①控制抽搐：硫酸镁为首选药物。

②保持呼吸道通畅，立即给氧，用开口器或于上、下磨牙间放置压舌板，用舌钳固定舌。

③将病人置于单人暗室，保持绝对安静，避免声、光刺激，以免诱发抽搐。

（4）重症病人产后应继续硫酸镁治疗 1～2 天。

🎖 经典试题

妊娠期高血压疾病的基本病理生理变化是（B）

A．底蜕膜出血　　　　B．全身小动脉痉挛

C．水钠潴留　　　　　D．内分泌功能失调

E．肾小管重吸收能力降低

第九节　异位妊娠病人的护理

🎖 高频考点

输卵管妊娠最为常见。

1．病因　**输卵管炎症**是引起输卵管妊娠的主要原因。

2．临床表现

（1）多数病人停经 6～8 周以后出现不规则阴道出血。

（2）**腹痛，输卵管妊娠病人就诊的主要症状**。

（3）晕厥与休克，休克程度与阴道出血量不成正比。

（4）腹部包块。

3．辅助检查

（1）阴道后穹窿饱满，有触痛及宫颈抬举痛或摇摆痛。

（2）**阴道后穹窿穿刺**。

4．护理措施　**避免腹部压力增大**。

🎖 经典试题

异位妊娠病人的护理措施中正确的是（D）

A．多活动　　　　B．低铁蛋白饮食　　　　C．定期腹部触诊

D. 避免增加腹压　　E. 不需严密观察

第十节　胎盘早剥病人的护理

高频考点

1. 临床表现

（1）轻型：胎盘剥离面通常不超过胎盘的1/3。主要症状为阴道出血，出血量较多，色暗红。

（2）重型：胎盘剥离面超过胎盘的1/3。主要症状为突然发生的持续性腹部疼痛和（或）腰酸、腰背痛。贫血程度与外出血量不相符。子宫硬如板状，有压痛。

2. 治疗要点　纠正休克、及时终止妊娠。

第十一节　前置胎盘病人的护理

高频考点

1. 临床表现及分类　主要症状是发生无诱因、无痛性反复阴道出血。可分为：①完全性前置胎盘，子宫颈内口全部为胎盘组织所覆盖。②部分性前置胎盘。③边缘性前置胎盘，胎盘边缘不超越子宫颈内口。

2. 辅助检查

（1）产科检查：子宫大小与停经月份一致，先露高浮。

（2）超声检查：是目前最安全、有效的首选方法。

3. 治疗要点　原则是制止出血、纠正贫血和预防感染。剖宫产术是处理前置胎盘的主要手段。阴道分娩适用于边缘性前置胎盘。

4. 护理措施

（1）需立即终止妊娠者，取去枕侧卧位。

（2）慎做阴道检查及肛查。

（3）孕妇可有紧张恐惧的情绪，应进行心理护理。

经典试题

一般不主张对前置胎盘孕妇进行的检查是（E）

　A．测量生命体征　　　B．胎心监护　　　C．超声检查

　D．腹部检查　　　　　E．阴道检查

第十二节　羊水量异常病人的护理

高频考点

1．羊水过多　**羊水量＞2000ml**。

（1）病因：多胎妊娠、胎儿畸形、孕妇患病、胎盘脐带病变。

（2）临床表现：子宫明显大于妊娠月份，胎位不清，胎心遥远或听不清。

①急性羊水过多：**多发生于妊娠 20～24 周**，病人出现呼吸困难，不能平卧。下肢及外阴部水肿、静脉曲张。

②慢性羊水过多：**多发生于妊娠晚期**，腹部膨隆、腹壁皮肤发亮、变薄。

（3）**辅助检查：B 超**。

（4）**一次放羊水量不超过 1500ml，放羊水后腹部放置沙袋或加腹带包扎以防血压骤降发生休克**。

2．羊水过少　**妊娠足月时羊水量＜300ml**。

经典试题

羊水过多是指妊娠任何时期内羊水量超过（C）

　A．100ml　　　　　B．1500ml　　　　　C．2000ml

　D．2500ml　　　　E．3000ml

第十三节　多胎妊娠及巨大胎儿病人的护理

高频考点

1．多胎妊娠　一次妊娠子宫腔内同时有 2 个及以上的胎儿。

（1）临床表现：子宫大于妊娠孕周，孕妇自诉多处有胎动。

（2）辅助检查：**B超检查**可以早期诊断双胎、畸胎。

（3）护理措施

①第 1 个胎儿娩出后，立即断脐，第 2 个胎儿保持**纵产式**。

②第 2 个胎儿娩出后应立即使用缩宫素，腹部放置沙袋，并以腹带紧裹腹部，防止腹压骤降引起休克。

2. 巨大胎儿　出生体重≥**4000g**。

第十四节　胎儿窘迫病人的护理

高频考点

1. *临床表现*　主要表现为**胎心音改变、胎动异常**及**羊水胎粪污染或羊水过少**。可分为**急性胎儿窘迫和慢性胎儿窘迫**。羊水胎粪污染可以分为 3 度：①Ⅰ度为浅绿色；②Ⅱ度为黄绿色并浑浊；③Ⅲ度为棕黄色，稠厚。

2. *治疗要点*　急性胎儿窘迫者，如宫颈未完全扩张，胎儿窘迫情况不严重者，给予吸氧，嘱产妇**左侧卧位**，如胎心率变为正常，可继续观察；病情紧迫或经上述处理无效者，立即剖宫产结束分娩。

3. *护理措施*　孕妇**左侧卧位**，间断吸氧。每 15 分钟听 1 次胎心或进行胎心监护。**做好新生儿抢救和复苏的准备。**

第十五节　胎膜早破病人的护理

高频考点

胎膜早破指在临产前胎膜自然破裂。

1. *临床表现*　孕妇突感有较多液体自阴道流出。

2. *治疗要点*

（1）妊娠 24 周内的胎膜早破应终止妊娠。

（2）妊娠 28～33 周的可在严密监护下延长孕周，给予糖皮质激素促胎肺成熟。

（3）妊娠大于 34 周的不予保胎。

（4）胎膜早破大于 12 小时，给予抗生素预防感染。

3．护理措施

（1）绝对卧床，采取左侧卧位，注意抬高臀部防止脐带脱垂。

（2）保持外阴清洁干燥，防止上行性感染。

第十六节　妊娠期合并症病人的护理

高频考点

1．妊娠合并心脏病病人的护理

（1）循环血量于**妊娠 32～34 周达到高峰**。**妊娠 32～34 周、分娩期及产褥期的最初 3 天内**，是患有心脏病孕妇最危险的时期，易发生心力衰竭。

（2）心功能Ⅰ～Ⅱ级，无心力衰竭病史，可以妊娠。心功能Ⅲ～Ⅳ级者，不宜妊娠，如已妊娠应在早期终止。

（3）心力衰竭和严重感染是心脏病孕妇死亡的主要原因。

①非孕期：依据病情确定病人是否可以妊娠。

②妊娠期：凡不宜妊娠者，应在妊娠 12 周前行人工流产术。

③产褥期：产后 3 天内，尤其 24 小时内，仍是心力衰竭发生的危险时期。心功能Ⅰ～Ⅱ级的产妇可以母乳喂养。**心功能Ⅲ级或以上者不宜哺乳。**

（4）护理措施

①妊娠期：保证孕妇每日至少 10 小时的睡眠，且中午宜休息 2 小时。**整个孕期孕妇体重增加不超过 10kg。**

②分娩期：a．缩短第二产程。b．胎儿娩出后，应腹部立即放置沙袋，持续 24 小时。静脉或肌内注射缩宫素，禁用麦角新碱。

③产褥期：产后 72 小时严密监测生命体征。

2．妊娠合并糖尿病病人的护理

（1）血糖测定：2 次或 2 次以上空腹血糖≥5.8mmol/L 者。

（2）护理措施

①妊娠期：a. 少食多餐，提倡低盐饮食。b. 适宜运动。c. 孕妇<u>不宜采用口服降糖药物治疗</u>。

②分娩期：无论体重大小均按早产儿处理。<u>新生儿娩出后取脐血检测血糖</u>，并在 30 分钟后定时滴服 <u>25%葡萄糖液防止低血糖</u>。

③产褥期：分娩后胰岛素减至分娩前的 1/2。

3. 贫血

（1）辅助检查

①血象：小细胞低色素性贫血，血红蛋白＜100g/L。

②血清铁＜6.5μmol/L。

（2）<u>正确服用铁剂：首选口服制剂，补充铁剂的同时应服维生素 C 或稀盐酸促进铁的吸收。饭后</u>或餐中服用铁剂，或深部肌内注射法。

经典试题

初产妇，26 岁，妊娠合并心脏病，产后心功能Ⅱ级。下列护理措施中错误的是（C）

A. 产后 3 天严密观察有无心力衰竭的表现

B. 按医嘱应用抗生素至产后 1 周

C. 不宜母乳哺喂　　D. 少食多餐　　E. 可适当进行运动

第十七节　产力异常病人的护理

高频考点

1. 子宫收缩乏力

（1）临床表现

①协调性子宫收缩乏力：子宫收缩节律性、对称性和极性正常，但收缩力弱，持续时间短。

②不协调性子宫收缩乏力：子宫收缩的极性倒置。

③产程曲线异常。潜伏期延长：潜伏期＞16 小时。活跃期延长：活跃期＞8 小时。活跃期停滞：进入活跃期后，宫口不再扩张＞2 小时。第二产程延长：第二产程初产妇＞

2 小时，经产妇＞1 小时。胎头下降延缓：活跃期晚期及第二产程胎头下降速度＜每小时 1cm。胎头下降停滞：活跃期晚期胎头停留在原处不下降＞1 小时。滞产：指总产程超过 24 小时。

（2）治疗要点：不协调性子宫收缩乏力在子宫收缩恢复其协调性之前，严禁应用缩宫素。

2．子宫收缩过强

（1）病因：急产、缩宫素应用不当、待产妇的精神过度紧张等。

（2）临床表现

①协调性子宫收缩过强：仅子宫收缩力过强、过频，可致急产，即总产程不超过 3 小时。

②不协调性子宫收缩过强。强直性子宫收缩：宫缩间歇期短或无间歇，产妇烦躁不安、持续腹痛、拒按。病理性缩复环。子宫痉挛性狭窄环：不随宫缩上升。

（3）护理措施

①有急产史者出现产兆，不能给予灌肠。

②临产期：产妇不要向下屏气。

③分娩时尽可能做会阴侧切术。新生儿按医嘱给予维生素 K_1 肌内注射，预防颅内出血。

第十八节　产道异常病人的护理

🎖 **高频考点**

1．骨产道异常

（1）骨盆入口平面狭窄：易致胎膜早破或跨耻征阳性。

（2）中骨盆及骨盆出口平面狭窄：漏斗骨盆。

（3）骨盆 3 个平面狭窄：均小骨盆。

2．护理措施　轻度头盆不称者在严密监护下可以试产，试产 2～4 小时，减少阴道检查次数。胎头仍未入盆，并伴胎儿窘迫者，则应停止试产，及时行剖宫产术结束分娩。

第十九节　胎位异常病人的护理

高频考点

1. 临床表现

（1）**持续性枕后位**：产程延长，产妇自觉肛门坠胀及排便感。

（2）**臀先露**：是最常见的异常胎位，孕妇常感觉肋下或上腹部有圆而硬的胎头。

2. 治疗要点　妊娠30周以前顺其自然；妊娠30周以后胎位仍不正常者，可采取**膝胸卧位**纠正。

第二十节　产后出血病人的护理

高频考点

产后出血是指胎儿娩出后24小时内出血量超过**500ml**者，在我国居产妇死亡原因首位。

1. 病因　**子宫收缩乏力**最常见。

2. 临床表现

（1）症状：面色苍白、出冷汗、表情淡漠、呼吸急促甚至烦躁不安，很快转入昏迷状态。软产道损伤造成阴道壁血肿的产妇会有尿频、肛门坠胀感、排尿疼痛。

（2）体征：子宫收缩乏力性出血及胎盘因素所致出血者，子宫轮廓不清，触不到宫底，按摩子宫时阴道有大量出血。

3. 护理措施　产后子宫收缩乏力所致大出血，可以通过使用宫缩药、按摩子宫、宫腔内填塞纱布条或结扎血管等方法达到止血的目的。其中**按摩子宫**为常用有效的方法。

4. 健康教育　产褥期禁止盆浴，禁止性生活。

经典试题

导致产后出血最常见的原因是（C）

A. 胎盘植入　　　　B. 胎盘滞留　　　　C. 宫缩乏力

D. 软产道裂伤　　　E. 凝血机制障碍

第二十一节　羊水栓塞病人的护理

高频考点

1．临床表现

(1)休克期：产妇突然寒战，出现呛咳、气急、烦躁不安，继而出现呼吸困难、发绀，短时间内进入休克状态。

(2)出血期：难以控制的大量阴道出血。

(3)肾衰竭期：少尿（或无尿）和尿毒症表现。

2．护理措施

(1)人工破膜宜在宫缩的间歇期，破口要小；中期引产者，羊膜穿刺次数应≤3次。

(2)羊水栓塞的处理

①首先是纠正缺氧（半卧位，正压给氧），解除肺动脉高压，防止心力衰竭，抗过敏，抗休克。

②DIC阶段：应早期抗凝，补充凝血因子，应用肝素。

③少尿或无尿阶段：及时应用利尿药。

第二十二节　子宫破裂病人的护理

高频考点

1．病因　梗阻性难产是引起子宫破裂最常见的原因。

2．临床表现

(1)先兆子宫破裂:四大表现是子宫形成病理性缩复环、下腹部压痛、胎心率改变及血尿出现。产妇烦躁不安、疼痛难忍、下腹部拒按、表情极其痛苦。

(2)子宫破裂：产妇突感下腹部撕裂样剧痛，子宫收缩骤然停止，腹痛稍缓解后不久又出现全腹持续性疼痛。

3．治疗要点

(1)先兆子宫破裂：立即抑制子宫收缩，行剖宫产术。

(2)子宫破裂：在积极抢救休克的同时，做好剖宫产术前准备。

4．健康教育　子宫破裂者需2年后方可再次妊娠。

第二十三节　产褥感染病人的护理

高频考点

1. **临床表现**　主要症状是**发热、疼痛、异常恶露**。

（1）外阴伤口感染：会阴部疼痛。**局部伤口有红肿、硬结、脓性分泌物流出**。

（2）急性阴道、宫颈炎：黏膜充血、水肿、溃疡、脓性分泌物增多。

（3）急性子宫内膜炎、子宫肌炎：**恶露增多，有臭味**。

（4）急性盆腔结缔组织炎、急性输卵管炎：下腹痛伴肛门坠胀。

（5）急性盆腔腹膜炎及弥漫性腹膜炎：全身中毒症状，腹部压痛、反跳痛、肌紧张。

（6）血栓性静脉炎：反复发作寒战、高热。

2. **护理措施**　**采取半卧位，或抬高床头，促进恶露引流**。给予高蛋白、高热量、高维生素易消化饮食。治疗期间**禁盆浴、坐浴**。

经典试题

为预防产褥感染的护理措施错误的是（E）

　A. 保证营养摄入　　B. 保持外阴清洁　　C. 取半卧位

　D. 鼓励产妇多饮水　　E. 坐浴1～2次/日

第二十四节　晚期产后出血病人的护理

高频考点

晚期产后出血指分娩24小时后，于产褥期内发生子宫大量出血。

1. **病因**　**胎盘、胎膜残留**为最常见原因。

2. **护理措施**　密切观察生命体征、出血征象、皮肤颜色、血压及脉搏，防止出现失血性休克。同时观察子宫复旧、有无压痛及阴道出血等。孕妇取**平卧位**。

第八章　新生儿和新生儿疾病的护理

第一节　正常新生儿的护理

高频考点

1. **新生儿分类**　足月儿：<u>胎龄满 37～42 周出生</u>；早产儿：<u>胎龄＜37 周</u>；过期产儿：<u>胎龄≥42 周</u>。<u>正常体重儿：指出生体重为 2500～4000g 的新生儿</u>。

2. **正常新生儿的神经系统特点**　出生时已存在后消失的反射：<u>觅食反射、拥抱反射、握持反射、吸吮反射及颈肢反射等</u>。

3. **常见几种特殊生理状态**

（1）**生理性体重下降**：出生后数日体重下降，<u>10 天左右恢复到出生时体重</u>。

（2）**生理性黄疸**。

（3）**乳腺肿大**：<u>出生后第 3～5 天出现；2～3 周消退</u>。

（4）"**马牙**"和"**螳螂嘴**"。

（5）**假月经**：出生后 5～7 天阴道可见血性分泌物，可持续 1 周。

（6）**粟粒疹**。

4. **护理措施**

（1）保持呼吸道通畅。

（2）维持体温稳定：①保暖，沐浴时水温为 38～40℃；②新生儿室条件，<u>室温在 22～24℃</u>，湿度在 55%～65%。

（3）预防感染：①严格执行消毒隔离制度；②<u>保持脐部清洁干燥</u>：<u>用棉签蘸酒精溶液消毒脐带残端</u>。

（4）做好皮肤护理：<u>排便后用温水清洗会阴及臀部</u>。

（5）<u>4～6 个月龄婴儿提倡纯母乳喂养</u>。

（6）鼓励父母与新生儿进行情感交流。

经典试题

下列哪项不是新生儿正常的生理状态（E）

  A. 生理性黄疸   B. 假月经   C. 螳螂嘴

  D. 生理性体重下降   E. 臀红

第二节　早产儿的护理

高频考点

1. **外观特点**　<u>体重在 2500g 以下，身长不到 47cm，男婴睾丸未降或未完全下降。</u>

2. **护理措施**

（1）体重小于 2kg 者置于婴儿暖箱保暖。室温 24～26℃，湿度在 55%～65%。

（2）尽早开奶，防止低血糖。

（3）发绀时应给氧，吸入氧浓度以维持动脉血氧分压 50～80mmHg，或经皮血氧饱和度在 85%～93%为宜。

（4）<u>用 75%乙醇和 2.5%的碘酊消毒局部皮肤，保持脐部清洁干燥。</u>

经典试题

体重大于 2000g 的早产儿所处环境中室温应为（C）

  A. 20～22℃   B. 22～24℃   C. 24～26℃

  D. 26～28℃   E. 28～30℃

第三节　新生儿窒息的护理

高频考点

1. **临床表现**

（1）胎儿缺氧（宫内窒息）：早期胎动增加，胎心率≥160 次/分；晚期胎动减少，胎心率变慢或不规则，<100 次/分。

（2）Apgar 评分：<u>8～10 分为正常，4～7 分为轻度窒息，</u>

0～3分为重度窒息（表8-1）。

表8-1　新生儿Apgar评分法

体征	评分标准			出生后评分	
	0	1	2	1分钟	5分钟
皮肤颜色	发绀或苍白	躯干红、四肢发绀	全身红		
心率（次/分）	无	<100	>100		
弹足底或插胃管反应	无反应	有些动作，如皱眉	哭、喷嚏		
肌肉张力	松弛	四肢略屈曲	四肢能活动		
呼吸	无	慢、不规则	正常，哭声响		

2．护理措施

（1）复苏：严格按照A-B-C-D-E步骤进行，顺序不能颠倒。

（2）维持肛温36.5～37.6℃。

经典试题

1．新生儿出生后心率90次/分，皮肤发绀，四肢能活动，但呼吸慢，可皱眉。Apgar评分为（B）

A．4分　　B．5分　　C．6分　　D．7分　　E．8分

2．出生时重度窒息的新生儿，经清理呼吸道后的下一步抢救措施是（D）

A．药物治疗　　　　B．胸外按压　　　　C．保暖

D．建立呼吸　　　　E．建立静脉通道

第四节　新生儿缺氧缺血性脑病的护理

高频考点

1．病因　缺氧是发病核心。围生期窒息是主要原因。

2．临床表现　轻度：兴奋、激惹，无惊厥。中度：嗜睡、反应迟钝，可出现惊厥。重度：意识不清，昏迷，惊厥频繁。

3．治疗要点　控制惊厥首选苯巴比妥钠，亚低温仅适用于足月儿，对早产儿不宜采用。

4．护理措施

（1）鼻导管或头罩吸氧。

（2）脑温降至 34℃，时间控制在 30～90 分钟。头颅温度维持在 34～35℃。持续肛温监测，体温维持在 35.5℃。复温时间＞5 小时，体温上升速度不高于每小时 0.5℃。体温正常后，须每 4 小时测体温 1 次。

经典试题

新生儿缺氧缺血性脑病者应持续监测（A）

A．肛温　　　　　　B．腋温　　　　　　C．室温

D．头部温度　　　　E．暖箱温度

第五节　新生儿颅内出血的护理

高频考点

1．病因　产伤、缺氧缺血。

2．临床表现　意识形态改变、颅内压增高、早期肌张力增高以后减低；瞳孔不对称。

3．护理措施

（1）注意观察，保持绝对静卧，抬高头肩部 15°～30°。

（2）合理用氧。

（3）维持体温稳定。

4．健康教育　有后遗症，应告知功能训练的意义并鼓励坚持治疗和随访，教会家长给患儿功能训练的技术。

经典试题

颅内出血留有后遗症的患儿出院指导重点内容为（B）

A．测量血压的方法　　　B．功能训练的方法

C．服用铁剂预防贫血　　　D．体重、身高、头围的测量

E．补充叶酸及维生素 B_{12}

第六节　新生儿黄疸的护理

高频考点

1．病因　胆红素生成较多，新生儿每日生成胆红素约 8.8mg/kg。

2．新生儿黄疸的分类

（1）生理性黄疸：足月儿出生后 2～3 天出现黄疸，4～5 天达高峰，5～7 天消退；早产儿多于出生后 3～5 天出现黄疸，5～7 天达高峰，7～9 天消退，每日血清胆红素升高 ＜85μmol/L（5mg/dl）。

（2）病理性黄疸：出生后 24 小时内出现；血清胆红素足月儿 ＞221μmol/L（12.9mg/dl），早产儿 ＞257μmol/L（15mg/dl）；持续时间长；血清结合胆红素＞34μmol/L。

3．治疗要点　降低血清胆红素，给予蓝光疗法。

4．护理措施

（1）密切观察病情：注意皮肤黏膜、巩膜的色泽。胆红素脑病早期表现为拒食嗜睡、肌张力减退等。保证奶量摄入。

（2）蓝光疗法：波长 425～475nm。温度 30℃ 左右放入患儿。患儿全身裸露，注意保护眼睛及会阴部。如肛温超过 37.8℃ 或低于 35℃，要暂停光疗。光照治疗时保证水分供给。

5．健康教育　母乳性黄疸，可继续母乳喂养。黄疸严重且患儿情况差者，暂停母乳喂养，黄疸消退后再恢复母乳喂养。若为红细胞 G6PD 缺陷者，需忌食蚕豆及其制品。

经典试题

足月儿，女，出生后 2 天，巩膜出现黄染，查血清胆红素浓度 130μmol/L，血常规无异常，该女婴最可能的诊断是（A）

A．生理性黄疸　　　B．病理性黄疸　　　C．溶血性黄疸

D. 肝细胞性黄疸　　　E. 阻塞性黄疸

第七节　新生儿寒冷损伤综合征的护理

高频考点

1. 病因　寒冷、早产、低体重、感染和窒息。

2. 临床表现　体温降低：<u>轻度体温≥35℃，中度体温<35℃，重度体温<30℃</u>。硬肿：<u>皮肤发凉，颜色暗红，有水肿者压之有轻度凹陷</u>。早期心音低钝、心率缓慢。

3. 治疗要点　<u>治疗关键是复温，原则为逐步复温，循序渐进</u>。

4. 护理措施

（1）肛温>30℃者置于中性温度的暖箱中，6～12小时恢复正常体温。肛温<30℃者置于箱温比肛温高1～2℃的暖箱中，逐渐升温，12～24小时体温恢复正常。

（2）注意观察生命体征、硬肿范围及程度、尿量、有无出血症状等，鼓励母乳喂养。

经典试题

新生儿寒冷损伤综合征的首要治疗措施是（A）

A. 复温　　　B. 补充营养　　　C. 氧气吸入

D. 蓝光疗法　　　E. 预防感染

第八节　新生儿脐炎的护理

高频考点

1. 病因　<u>金黄色葡萄球菌为主要致病菌</u>。

2. 临床表现　脐带根部发红，脐周皮肤红肿，脐窝有脓性分泌物并带有臭味，伴发热。

3. 治疗要点　轻者用安尔碘或0.5%碘伏和75%乙醇消毒；重者选用抗生素。

4. 护理措施　清除感染伤口应从脐带的根部由内向外

环形彻底清洗消毒。

经典试题

新生儿脐炎进行皮肤消毒时，宜选用（A）

　A．75%乙醇　　　　　B．1%碘伏　　　　　C．3%过氧化氢

　D．2%乳酸　　　　　E．呋喃西林

第九节　新生儿低血糖的护理

高频考点

1．病因　全血血糖＜2.2mmol/L（40mg/dl）诊断为新生儿低血糖。

2．治疗要点　控制血糖浓度，患儿可口服葡萄糖或以6~8mg/（kg·min）的速度静注葡萄糖。

3．护理措施　定期监测血糖，尽早喂养，观察病情变化，发现异常及时处理。

经典试题

新生儿低血糖的主要预防措施为（B）

　A．尽早喂养　　　　　B．监测血糖　　　　　C．病情观察

　D．补液　　　　　　　E．保暖

第十节　新生儿低钙血症的护理

高频考点

1．临床表现　肌肉抽动及震颤，可有惊跳及惊厥，伴有呼吸暂停和发绀。

2．辅助检查　血清总钙＜1.75mmol/L，血清游离钙＜0.9mmol/L，血清磷＞2.6mmol/L。

3．护理措施

（1）缓慢静脉推注或滴注葡萄糖酸钙，心率＜80次/分时，应停用。如有外渗，停止注射，25%～50%硫酸镁局

部湿敷。

（2）做好惊厥抢救准备。

经典试题

静脉注射10%葡萄糖酸钙的注意事项为（C）

 A．防止心动过速，保持心率<100次/分

 B．防止心动过速，保持心率<90次/分

 C．防止心动过缓，保持心率>80次/分

 D．防止心动过缓，保持心率>90次/分

 E．防止心动过缓，保持心率>100次/分

第九章 泌尿生殖系统疾病病人的护理

第一节 泌尿系统的解剖生理

高频考点

泌尿系统 由肾脏、输尿管、膀胱和尿道等器官组成。

（1）肾：实质性器官，左右各一。肾单位是肾脏结构和功能的基本单位，由肾小体和肾小管组成。

（2）输尿管：3个狭窄部，输尿管的起始部、跨越髂血管处、膀胱壁内。

（3）膀胱：容量为 300～500ml。

（4）尿道：有三处狭窄（尿道内口、尿道膜部、尿道外口）。女性尿道较男性宽、短、直。

经典试题

女性尿路感染高于男性的原因是女性尿道较男性（D）

　A. 长而窄　　　B. 短而窄　　　　C. 扁而平

　D. 短而宽　　　E. 长而宽

第二节 肾小球肾炎病人的护理

高频考点

1. 急性肾小球肾炎

（1）病因：β溶血性链球菌。

（2）典型表现：尿量减少、血尿、蛋白尿、水肿、高血压。血尿和水肿为首发症状。水肿由肾小球滤过率下降导致水钠潴留所引起，表现为晨起眼睑水肿，伴有双下肢水肿。

（3）并发症：急性肾衰竭为主要死亡原因；心力衰竭、高血压脑病。

（4）辅助检查：镜下血尿，尿蛋白多为（＋～＋＋）。

（5）护理措施

①严格限钠，每日摄入盐应低于 3g。

②急性期应绝对卧床 2～3 周，肉眼血尿消失、水肿消退、血压正常后，方可逐步增加活动量。1～2 年应避免重体力活动和劳累。

③注意观察血压和病人水肿的消长情况。

2．慢性肾小球肾炎

（1）临床表现：血尿、蛋白尿、高血压和水肿。

（2）尿液检查：尿蛋白（＋～＋＋＋），尿蛋白定量每 24 小时 1～3g。

（3）治疗要点：优质低蛋白、低盐、低磷饮食，降压治疗。

（4）护理措施

①限钠，每日用盐 2～3g。低蛋白血症所致水肿者，若无氮质潴留，可给予每日 0.8～1.0g/kg 的优质蛋白质。肾功能减退时予以优质低蛋白每日 0.6～0.8g/kg。

②静脉补充必需氨基酸。监测病人生命体征，重点为血压。

附：小儿肾小球肾炎的特点

1．前驱感染　发病前多有呼吸道或皮肤链球菌前驱感染史。

2．典型表现　水肿，最常见和最早出现的症状；少尿；血尿；蛋白尿；高血压。

3．并发症　严重循环充血、高血压脑病、急性肾衰竭。

4．护理措施

（1）尿内红细胞减少、细胞沉降率正常可上学。尿少水肿时期，限制钠盐摄入，氮质血症者每日蛋白质 0.5g/kg。高糖饮食满足热量需要。

（2）观察尿量、尿色，记录 24 小时出入水量。应用利尿药者每日称体重，每周尿常规检查 2 次。密切观察血压、呼吸、心率、脉搏等变化。

经典试题

为维持慢性肾小球肾炎者的水、电解质、酸碱平衡，下列护士做法中哪项是错误的（D）

　　A．限制钠、水摄入　　B．适当补钙、铁　　C．给予优质蛋白

　　D．食用含钾高的食物　E．限制磷的摄入

第三节　肾病综合征病人的护理

高频考点

1．发病机制　<u>免疫介导性炎症</u>所致的肾损害，<u>基本病变是肾小球通透性增加，导致大量蛋白尿</u>。

2．临床表现　<u>大量蛋白尿、低蛋白血症、水肿、高脂血症</u>。水肿为最突出的体征，与低蛋白血症所致血浆胶体渗透压明显下降有关。感染为肾病综合征常见的并发症。

3．辅助检查　尿蛋白定性一般为（＋＋＋～＋＋＋＋），24小时尿蛋白定量超过3.5g。血浆清蛋白低于30g/L。双肾正常或缩小。

4．治疗要点　卧床休息至水肿消退。<u>给予高热量、**低脂**、高维生素、**低盐**及富含可溶性纤维的饮食</u>。利尿消肿、减少尿蛋白、降脂治疗。肾上腺糖皮质激素、环磷酰胺。积极防治并发症。

5．护理措施

（1）<u>水肿为重点评估内容</u>。严重水肿者应卧床休息，下肢明显水肿者可抬高下肢，阴囊水肿者可用吊带托起。

（2）限钠，每天摄盐不超过3g。氮质血症者应限制蛋白质的摄入，给予每日0.6～0.8g/kg的优质蛋白。

（3）体液过多为最主要护理问题。记录24小时出入液量，监测生命体征。肾上腺皮质激素的不良反应是骨质疏松。

（4）预防感染，加强皮肤护理。

🌿 **经典试题**

对肾病综合征患者进行护理时，下列哪项最主要（B）

  A．给予高蛋白饮食   B．绝对卧床休息

  C．加强皮肤护理   D．增加钠盐摄入

  E．减少热量的摄入

第四节　慢性肾衰竭病人的护理

🧑 **高频考点**

1．病因　肾小球肾炎。

2．临床表现　水、电解质和酸碱平衡失调。水钠潴留引起高血压。心力衰竭是慢性肾衰竭常见的死亡原因。酸中毒者表现为深而长的呼吸。尿毒症晚期病人的呼气中可有尿味。肾脏促红细胞生成素生成减少导致贫血。食欲缺乏是常见的最早期表现。皮肤瘙痒，呈"尿毒症"面容。感染为主要死因之一，最常见的感染为肺部感染和尿路感染。

3．治疗要点　首选降压药物为血管紧张素Ⅱ抑制药。高尿酸血症若有痛风，口服别嘌醇。积极防治并发症。水肿者，限制盐和水的摄入。同种肾移植是目前治疗终末期肾衰竭最有效的方法。

4．护理措施

（1）GFR＜每分钟50ml时，应限制蛋白质的摄入。少食植物蛋白，供给足够热量，减少体内蛋白质的消耗。血钾高者限钾，少用或忌用富含钾的食物，如紫菜。

（2）绝对卧床休息，抬高水肿的下肢。

（3）高钾血症征象：脉律不齐、肌无力、心电图改变等。低钙血症征象：手指麻木、易激惹、腱反射亢进、抽搐等。监测感染征象，避免去公共场所。

（4）加强皮肤护理和心理护理。

🌿 **经典试题**

慢性肾衰竭患者的饮食护理正确的是（D）

A. 高脂饮食　　　B. 高钾饮食　　　C. 高蛋白饮食
D. 高热量饮食　　E. 高钠饮食

第五节　急性肾衰竭病人的护理

高频考点

1. 病因　肾小球滤过率下降，包括血容量减少和肾前小动脉收缩或肾后动脉扩张。急性尿路梗阻。肾实质损伤：急性肾小管坏死为最常见的急性肾衰竭类型。

2. 临床表现

（1）少尿期：每日尿量持续少于 400ml 为少尿，少于 100ml 为无尿。高钾血症是最严重的并发症之一，也是少尿期的首位死因。消化系统症状为急性肾衰竭的首发症状；因尿少、水钠潴留出现高血压、心力衰竭和急性肺水肿表现。感染是常见且严重的并发症。

（2）多尿期：每日尿量可达 3000～5000ml 或更多，是肾功能开始恢复的标志。

（3）恢复期：病人尿量正常，病情稳定。

3. 治疗要点　每天的进液量可按前一天尿量加 500ml 计算。血钾超过 6.5mmol/L，心电图异常变化时，应给予 10% 葡萄糖酸钙稀释后缓慢静脉注射；或 5%NaHCO$_3$ 或乳酸钠静脉滴注。感染应尽早使用抗生素，不用或少用氨基糖苷类抗生素，如链霉素。

4. 护理措施

（1）绝对卧床休息，抬高水肿的下肢。

（2）维持与监测水平衡，限制钠盐。

（3）密切观察有无高钾血症的征象及低钙血症的征象。血钾高者应限钾，少用或忌用富含钾的食物，如紫菜、菠菜、苋菜、薯类、山药、坚果、香蕉、香菇、榨菜等。

（4）给予优质蛋白，蛋白质摄入量应限制为每日 0.8g/kg，适量补必需氨基酸。对有高分解代谢或营养不良及接受透析的病人，其蛋白质摄入量为每日每千克体重 1.0～1.2g。

经典试题

少尿是指（C）

A．24小时尿量＜600ml B．24小时尿量＜500ml

C．24小时尿量＜400ml D．24小时尿量＜300ml

E．24小时尿量＜100ml

第六节 尿石症病人的护理

高频考点

1．病因 尿路梗阻、尿路感染、尿路异物。

2．临床表现

（1）肾和输尿管结石：疼痛与血尿。肾结石可引起肾区疼痛伴肋脊角叩痛。

（2）膀胱结石：排尿突然中断。

（3）尿道结石：排尿困难、点滴状排尿及尿痛。

3．护理措施

（1）每日饮水量3000ml以上，每日尿量在2000ml以上。

（2）造瘘管及引流管护理：若堵塞，挤捏无效时可进行低压冲洗，冲洗量不超过5～10ml，若术后短时间内造瘘管引出大量鲜红色血性液体，须防止大出血。

经典试题

一男性青年跑步后发生肾绞痛，继而出现肉眼血尿。对该患者的诊断首先为（A）

A．上尿路结石 B．肾损伤 C．肾癌

D．膀胱癌 E．下尿路结石

第七节 泌尿系统损伤病人的护理

高频考点

1．肾损伤

（1）病因：外力撞击或挤压是最常见的原因。

（2）临床表现：①<u>血尿，常见症状，是诊断肾损伤的重要依据</u>；②疼痛；③腰腹部包块、触痛和肌紧张；④并发症，如失血性休克、感染与发热。

（3）护理措施

①<u>绝对卧床休息 2～4 周</u>。

②<u>若血尿颜色加深，说明出血加重</u>。

2．膀胱损伤

（1）临床表现：腹痛、血尿和排尿困难，并发症有休克和尿瘘。

（2）<u>膀胱注水试验可提示膀胱破裂</u>。<u>膀胱造影可确诊膀胱破裂</u>。

（3）非手术治疗：<u>留置导尿管，持续引流尿液 7～10 天</u>。

（4）造瘘管冲洗速度每分钟 60 滴，每次冲洗量不超过 100ml。

3．尿道损伤

（1）临床表现：疼痛、尿道出血、排尿困难及尿潴留。并发症为休克和尿外渗及血肿。

（2）尿潴留者可行耻骨上膀胱穿刺。<u>非手术治疗试插导尿管成功者留置导尿管 7～14 天</u>。

（3）监测生命体征，预防感染，<u>术后常规留置导尿管 2～3 周</u>。<u>尿道狭窄病人定期返院进行尿道扩张术</u>。

经典试题

在对肾损伤非手术治疗的患者进行护理时，哪项措施是错误的（E）

  A．绝对卧床休息   B．遵医嘱给予抗菌药

  C．使用止血药预防出血   D．监测生命体征

  E．血尿消失即可下床活动

第八节　尿路感染病人的护理

高频考点

1．病因　致病菌以<u>大肠埃希菌最常见</u>，<u>上行感染是最</u>

常见的感染途径。

2．临床表现

（1）膀胱炎：尿频、尿急、尿痛，伴耻骨上不适。

（2）急性肾盂肾炎：腰痛或肾区不适，肋脊角压痛和叩击痛，可有脓尿和血尿。

（3）并发症：肾周围炎、肾脓肿和败血症。

（4）小儿泌尿道感染：①新生儿期，多由血行感染引起。②婴幼儿期，表现为发热、呕吐、腹痛、腹泻等。

3．辅助检查　白细胞管型提示肾盂肾炎。菌落计数 $\geq 10^5/ml$ 为有意义，$10^4 \sim 10^5/ml$ 为可疑阳性，$<10^4/ml$ 可能是污染。

4．治疗要点　口服碳酸氢钠片碱化尿液。急性膀胱炎用单剂量疗法，可顿服喹诺酮类（如氧氟沙星）。

5．护理措施

（1）急性期的第 1 周应卧床休息，采用屈曲位，尽量不要站立和久坐。

（2）每天摄水量不应低于 2500ml，每日尿量在 1500ml以上，每 2 小时排尿 1 次。

🌱 经典试题

尿路感染患者给予磺胺类药物治疗时，口服碳酸氢钠片的目的是（E）

A．增加尿量　　　　B．抗感染　　　　C．保护尿路黏膜

D．增加肾血流量　　E．碱化尿液

第九节　前列腺增生病人的护理

🧑 高频考点

1．临床表现　①尿频、尿急：尿频是最常见的早期症状；②排尿困难：进行性排尿困难是前列腺增生最主要的症状；③尿潴留、尿失禁。直肠指检可触及增大的前列腺。

2．护理措施

（1）多饮水、勤排尿、不憋尿，防止受凉；多摄入粗纤维食物，以防便秘。

（2）急性尿潴留者应及时留置导尿管引流尿液。

（3）夜尿频繁者，嘱白天多饮水，睡前少饮水。

（4）术后密切观察病人生命体征的变化，观察有无出血征象。

（5）术后给予易消化、富含营养与纤维的食物。

（6）术后生理盐水持续冲洗膀胱 3～7 天，术后早期禁止灌肠或肛管排气。

（7）引流管护理：术后利用导尿管的水囊压迫前列腺窝与膀胱颈，起到局部压迫止血的目的。用碘伏擦洗尿道外口，每日 2 次。

（8）前列腺切除术后 1～2 个月避免久坐、提重物，避免剧烈活动，如跑步、骑自行车、性生活等。

（9）若有溢尿现象，指导病人继续做提肛训练。

经典试题

患者，男性，52 岁，前列腺增生，出现急性尿潴留 6 小时，诱导排尿无效，应采取的措施是（B）

A．按压膀胱　　　　　B．导尿　　　　C．应用镇静药

D．耻骨上膀胱造瘘　　E．耻骨上膀胱穿刺

第十节　外阴炎病人的护理

高频考点

1．病因　阴道分泌物、月经血、产后恶露、尿液、粪便的刺激等。

2．临床表现　外阴皮肤瘙痒、疼痛、红肿、灼热感，性交时加重。

3．治疗要点　局部使用 1∶5000 高锰酸钾坐浴，水温 40℃左右，每次 15～30 分钟。急性期可用微波或红外线局

部物理治疗。

4. **护理措施** 指导病人坐浴的方法，月经期停止坐浴。

🌵 **经典试题**

外阴炎患者使用 1∶5000 高锰酸钾溶液坐浴的目的是（B）

A. 止痒　　B. 杀菌　　C. 消肿　　D. 除臭　　E. 镇痛

第十一节　阴道炎病人的护理

👮 **高频考点**

1. **滴虫阴道炎**

（1）病因：阴道环境改变，滴虫阴道炎病人的阴道 pH 一般在 5.0～6.5。

（2）临床表现：潜伏期 4～28 天。典型症状是**稀薄的泡沫状**白带增多及外阴瘙痒，合并其他细菌感染时分泌物呈脓性，可有臭味。瘙痒部位为阴道口及外阴。阴道黏膜充血，形成"草莓样"宫颈。

（3）全身用药：口服甲硝唑；性伴侣应同时治疗。局部用药：<u>1%乳酸或 0.1%～0.5%醋酸溶液阴道灌洗后</u>，阴道放甲硝唑泡腾片。

（4）取分泌物前 24～48 小时避免性交、阴道灌洗或局部用药。

（5）**妊娠 20 周前禁用甲硝唑，哺乳期不宜用药。**

（6）<u>月经期间暂停坐浴、阴道冲洗及阴道用药。</u>滴虫阴道炎由性行为传播，治疗期间禁止性交。

2. **外阴阴道假丝酵母菌病**

（1）临床表现：<u>外阴瘙痒、灼痛、性交痛及尿痛</u>，阴道分泌物增多，白色稠厚呈**凝乳**或**豆腐渣样**。

（2）局部用药：首选 2%～4%碳酸氢钠溶液坐浴。

3. **细菌性阴道病** 生育年龄妇女最常见的阴道感染。

（1）病因：菌群失调所致的混合感染。

（2）临床表现：有症状者诉白带增多并有难闻的臭味或

鱼腥味。

（3）全身用药：口服甲硝唑连续 7 天。局部用药：甲硝唑置于阴道内，连续 7 天。

4. 老年性阴道炎

（1）病因：<u>常见于自然绝经及卵巢切除术后妇女，阴道内 pH 增高，多为 5.0～7.0。</u>

（2）临床表现：外阴灼热不适、瘙痒及阴道分泌物增多。<u>阴道分泌物稀薄，呈淡黄色，感染严重者呈**血样脓性白带**。</u>阴道黏膜萎缩，可伴有性交痛。

（3）<u>阴道局部应用抗生素。补充雌激素是主要治疗方法。</u>

（4）<u>可采用 1%乳酸或 0.1～0.5%醋酸冲洗阴道，每日 1 次。</u>

经典试题

阴道灌洗时碳酸氢钠的适宜浓度为（A）

　A. 4%　　B. 0.5%　　C. 6%　　D. 7.5%　　E. 10%

第十二节　宫颈炎和盆腔炎病人的护理

高频考点

1. 宫颈炎

（1）临床表现：<u>阴道分泌物增多</u>；部分病人可有宫颈糜烂样改变。

（2）<u>宫颈糜烂的分度</u>：①轻度，糜烂面积小于整个宫颈面积的 1/3。②中度，糜烂面积占整个宫颈面积的 1/3～2/3。③重度，糜烂面积占整个宫颈面积 2/3 以上。

（3）护理措施：加强会阴部护理，保持外阴清洁、干燥。针对病原体选择有效抗生素。<u>治疗前常规行宫颈刮片细胞学检查，以除外癌变可能。</u>

2. 盆腔炎　包括子宫内膜炎、输卵管炎、卵巢脓肿、盆腔腹膜炎。<u>输卵管炎及卵巢炎最常见。</u>

（1）临床表现

①急性盆腔炎性疾病。轻者：下腹痛、发热、阴道分泌物增多。腹痛为持续性、活动或性交后加重。重者：寒战、高热、头痛、食欲缺乏等。

②盆腔炎性疾病后遗症病人多表现为不孕、异位妊娠、慢性盆腔痛或盆腔炎性疾病反复发作等症状。子宫大小正常或稍大、常呈后位。

（2）抗生素治疗，必要时手术治疗。

经典试题

患者，女性，24 岁，因"阴道分泌物"就诊。妇产检查：外阴阴道正常，宫颈糜烂，糜烂面积占宫颈面积的 1/4。该患者宫颈糜烂的程度是（D）

A. 重度　　　　　B. 中至重度　　　　　C. 中度

D. 轻度　　　　　E. 特重度

第十三节　功能失调性子宫出血病人的护理

高频考点

1. 病因　下丘脑-垂体对雌激素的正反馈反应异常、月经异常或持续无排卵。

2. 临床表现

（1）无排卵性功血：子宫不规则出血。

（2）排卵性功血：①黄体功能不足者月经周期缩短，月经频发。②子宫内膜不规则脱落者月经周期正常但经期延长。

3. 护理措施　补充营养，维持正常血容量，预防感染。遵医嘱使用性激素，不得随意停服和漏服。

经典试题

有排卵性功能失调性子宫出血患者多见于（B）

A. 儿童期　　　　　B. 育龄期　　　　　C. 青春期

D. 围绝经期　　　　E. 老年期

第十四节　痛经病人的护理

高频考点

1. **临床表现**　腹痛，以**坠痛**为主，重者呈痉挛性。
2. **护理措施**　腹部局部热敷和进食热的饮料，服用镇痛药，口服避孕药和前列腺素合成酶抑制药。

经典试题

痛经时患者疼痛性质为（E）

　A. 烧灼样疼痛　　　　B. 刺痛　　　C. 牵扯痛

　D. 刀割样疼痛　　　　E. 坠痛

第十五节　围绝经期综合征病人的护理

高频考点

1. **病因**　卵巢功能减退，血中雌孕激素水平降低。
2. **临床表现**　月经紊乱、不规则子宫出血或闭经。潮红、潮热，为围绝经期最常见且典型的症状。
3. 治疗要点

（1）饮食注意摄取足量蛋白质及含钙丰富食物，并按医嘱补充钙剂。

（2）激素替代治疗以纠正与性激素不足有关的健康问题。

4. 护理措施

（1）孕激素不良反应包括抑郁、易怒、乳腺痛和水肿。雄激素大量应用出现体重增加、多毛及痤疮。适当地摄取钙和维生素 D，将减少因雌激素降低所致骨质疏松。

（2）长期使用性激素者接受定期随访。

经典试题

围绝经期综合征内分泌最早变化的是（A）

　A. 卵巢功能衰退　　　　B. 下丘脑功能退化

　C. 垂体功能退化　　　　D. 雌激素分泌增多

E. 促性腺激素分泌下降

第十六节　子宫内膜异位症病人的护理

高频考点

1. **临床表现**　痛经和慢性盆腔痛，为**继发性痛经**且进行性加重，部位多为**下腹深部和腰骶部**。月经失调、不孕。卵巢病变最常见的是**卵巢巧克力样囊肿**。

2. **辅助检查**　腹腔镜检查是目前诊断子宫内膜异位症的最佳方法，也是治疗子宫内异症最常用的方法。

3. 护理措施

(1) 术后第 1 天晨拔除尿管，术后采取半卧位，鼓励及时下床活动。术后第 1 天可进半流食，术后第 1 天肠蠕动恢复后可进普食。

(2) 行全子宫切除术者，术后禁止性生活、盆浴 3 个月；行单纯卵巢或附件切除术者为 1 个月；行宫颈锥形切除术者为 2 个月。

经典试题

患者，女性，45 岁，初步考虑为子宫内膜异位症，采用何种方法既能诊断也能治疗该疾病（D）

A. CA125　　　　　B. 双合诊　　　　　C. B 超
D. 腹腔镜　　　　　E. 三合诊

第十七节　子宫脱垂病人的护理

高频考点

1. **病因**　分娩损伤为子宫脱垂最主要的原因。

2. 临床分度

(1) Ⅰ度：轻型为宫颈外口距离处女膜缘小于 4cm 但未达处女膜缘；重型为宫颈外口已达处女膜缘，在阴道口可见到宫颈。

（2）Ⅱ度：<u>轻型为宫颈已脱出阴道口外、宫体仍在阴道内</u>；<u>重型为宫颈及部分宫体已脱出阴道口外。</u>

（3）Ⅲ度：<u>宫颈及宫体全部脱出至阴道口外。</u>

3．临床表现　Ⅰ度病人多无自觉症状，Ⅱ、Ⅲ度病人表现为<u>下坠感及腰背酸痛、肿物自阴道脱出</u>、排便异常。

4．护理措施　教会病人子宫托的放取方法。术后应<u>卧床休息 7～10 天</u>；避免增加腹压的动作，术后用缓泻药预防便秘。

经典试题

子宫颈外口距处女膜缘＜4cm 为（A）

　A．子宫脱垂Ⅰ度轻　　　　　　B．子宫脱垂Ⅱ度轻

　C．子宫脱垂Ⅰ度重　　　　　　D．子宫脱垂Ⅱ度重

　E．子宫脱垂Ⅲ度

第十八节　急性乳腺炎病人的护理

高频考点

1．病因　乳头破损或皲裂是细菌沿淋巴管入侵感染的主要途径。

2．临床表现　患侧乳房胀痛，局部红肿、发热，有压痛性肿块。

3．治疗要点　<u>脓肿形成后，需及时行脓肿切开引流。</u>

4．护理措施

（1）<u>患乳暂停哺乳</u>，局部托起，热敷、药物外敷或理疗。妊娠后期每日清洗乳头 1 次。

（2）遵医嘱早期应用抗生素。

（3）保持引流通畅。

经典试题

急性乳腺炎细菌侵入的主要途径是（E）

A. 周围皮肤炎症蔓延　　　　B. 乳晕皮肤

C. 淋巴系统　　　　　　　　D. 血液系统

E. 乳头皮肤破损

第十章 精神障碍病人的护理

第一节 精神障碍症状学

高频考点

1．**知觉障碍**

（1）**错觉**：对客观事物歪曲的知觉。

（2）**幻觉**：没有相应的客观刺激作用于人的感觉器官而出现的类似知觉。包括幻听、幻视、幻嗅、幻味、幻触和内脏性幻觉。

（3）感知综合障碍：对客观事物的本质属性或整体能正确认识，但是对该事物的个别属性如事物大小、形状、颜色等发生错误感知。

2．**思维障碍**

（1）被害妄想：多见于精神分裂症。

（2）关系妄想：将环境中与其无关的事物坚信为与其有关。

（3）影响妄想：坚信自己的心理活动与行为受到外界某种特殊东西或仪器的干扰与控制。是精神分裂症的特征性症状。

（4）夸大妄想：坚信自己具有明显超过实际的能力。

（5）罪恶妄想：坚信自己犯有某种严重罪行。

（6）嫉妒妄想：坚信自己的爱人对自己不忠。

（7）钟情妄想：坚信某异性对自己产生了爱情。

（8）被洞悉感：坚信其内心所想的事，未经语言文字表达就被别人以某种方式知道了。

（9）疑病妄想：毫无根据地坚信自己患了某种疾病。

3．**自知力缺乏** 是指病人对自己精神疾病的认识和判断能力。

经典试题

病人尝到食物中并不存在的某种特殊的或奇怪的味道，见于（C）

A. 幻听　　B. 幻嗅　　C. 幻味　　D. 幻视　　E. 幻触

第二节　精神分裂症病人的护理

高频考点

1. **病因**　精神分裂症可能是多基因遗传。

2. **临床表现**

（1）阳性症状群

①**幻觉**：最突出的感知觉障碍。**幻听**最常见，多为言语性。

②**妄想**：最常见的症状之一。被害妄想与关系妄想最多见。

③被动体验。

④思维形式障碍。

（2）阴性症状群

①**情感平淡或淡漠**。

②思维贫乏。

③意志减退。

④兴趣减退和社交缺乏。

（3）情感症状群。

（4）行为症状群

①**紧张综合征**：是精神分裂症紧张型的典型表现，包括紧张性木僵和紧张性兴奋两种状态，两者可交替出现。

②行为障碍：表现为退缩、无故发笑、独处、发呆及冲动行为。

（5）认知症状群：智力损害、学习与记忆功能损害、运动协调损害、注意的损害及言语功能损害。

（6）临床分型

①**偏执型**：最常见。以妄想为主，常伴有幻觉，以幻听较多见。

②**青春型**：常在青年期起病，以思维、情感、行为障碍或紊乱等症状为主要表现。

③**单纯型**：以思维贫乏、情感淡漠或意志减退等阴性症状为主。

④**紧张型**：紧张性木僵与紧张性兴奋交替或单独出现。

⑤**未分化型**。

3．护理措施

（1）做好安全检查工作。

（2）饮食护理：如被害妄想者可采取集体进餐制。

（3）保证充足睡眠。

4．健康教育　坚持服药，是目前认为减少复发的最有效办法。

经典试题

最常见的幻觉是（B）

　　A．幻视　B．幻听　C．幻嗅　D．幻味　E．内脏性幻觉

第三节　抑郁症病人的护理

高频考点

1．**临床表现**　抑郁心境、兴趣缺乏和乐趣丧失是抑郁症的核心症状。

（1）**抑郁心境**：抑郁状态的特征症状。情感基调低沉、灰暗，甚至悲观、绝望，丧失了以往生活的热情和乐趣，感到快感缺乏或愉快不起来。

（2）**自我评价过低**。

（3）**精神运动迟滞**。

（4）**自杀观念和行为**：是抑郁症最危险的症状。

（5）**昼夜节律**：指病人晨重夕轻的变化，是抑郁症的典型症状。

（6）**躯体症状**：面容憔悴、目光呆滞，体重下降明显，躯体不适，睡眠障碍。

2．护理措施

（1）**护理评估**：评估躯体及心理社会功能，尤其是有无自杀意念等表现。

（2）**心理护理**：鼓励病人抒发内心感受。

（3）协助做好日常护理工作。

（4）坚持服药治疗，不要漏服或随意停药。确保病人药物完全服下。选择性 5-羟色胺再摄取抑制剂起效时间需要2～3周。百忧解可引起胃肠功能紊乱。

（5）安全护理：及时辨认出抑郁症病人自杀意图的强度与可能性和可能采取的自伤、自杀方式。妥善安置病人，做好危险物品的管理，在疾病的急症期切忌让病人独居一室。

（6）做好病人及家属的卫生宣教工作。

经典试题

氟西汀治疗抑郁症时，起效时间是开始服药后（A）

A. 2 周　　B. 3 周　　C. 4 周　　D. 5 周　　E. 6 周

第四节　焦虑症病人的护理

高频考点

1. 临床表现　焦虑症是害怕某些环境或情景刺激所形成的条件反射。

（1）**广泛性焦虑症**：以泛化且持久的、无明显对象的烦恼、过分担心和紧张不安为特征。

（2）惊恐障碍：①惊恐发作，病人日常活动时，突然出现强烈的恐惧感、失控感、濒死感。②回避及求助行为，在发作时极度的恐惧感使得病人做出各种求助行为。③预期焦虑，大多数病人会一直担心是否会再次发作、发作时间及地点等，从而在发作期间表现紧张不安、担心害怕等明显的焦虑情绪。

（3）儿童青少年期情绪障碍：①儿童分离性焦虑障碍，表现为与其亲人离别时出现过分地焦虑、惊恐不安。②儿童社交焦虑障碍。

2. 治疗要点

药物治疗：①苯二氮䓬类，如地西泮、阿普唑仑。②丁螺环酮，对焦虑障碍有效。③抗抑郁药物。

3．护理措施

（1）减轻精神症状或接受症状

①建立良好的护患关系，能使病人对医务人员产生信任，对治疗抱有信心，耐心倾听，鼓励病人表达自己的情绪和不愉快的感受。

②帮助病人学会放松。

③护理人员可用说明、解释、分析、推理等技巧使病人认识其症状行为，以帮助病人接受症状，顺其自然，转移注意力。

（2）保障病人安全，密切观察病人病情变化，对有自杀、自伤倾向的病人，注意防范。

经典试题

1．焦虑性神经症发作有两种形式，一种为广泛性焦虑障碍，另一种为（B）

A．恐惧症 　　　B．惊恐发作 　　　C．强迫症

D．疑病症 　　　E．分离（转换）性障碍

2．不属于广泛性焦虑症症状的是（E）

A．心悸 　　　B．夜惊 　　　C．气短

D．口干 　　　E．濒死感

第五节　强迫症病人的护理

高频考点

通常青壮年期起病。

1．病因　　个性与强迫症有密切关系。其人格特点包括优柔寡断，办事古板，胆小怕事，凡事求全，一丝不苟等。

2．临床表现

（1）强迫观念：是本症的核心症状，最为常见。表现为反复而持久的观念、思想、印象或冲动念头等反复出现在病人的意识中，对病人的正常思维过程造成干扰。

①强迫怀疑：对自我言行的正确性产生反复的怀疑。

②**强迫性穷思竭虑**：对日常生活中的琐事或自然现象，寻根问底，反复思考。

③**强迫联想**：病人看到或在脑子里出现一个词或一句话时，便不由自主联想到意思完全相反的词语。

④**强迫回忆**：病人经历过的事情，不自主的反复显现于脑海中，不能摆脱。

⑤**强迫意向**：病人反复感受到自己要做违背意愿的事情或强烈的内心冲动。

（2）**强迫动作**

①**强迫检查**：为减轻强迫性怀疑引起的不安采取的措施。

②**强迫询问**：为缓解穷思竭虑或消除疑惑，病人不断要求他人做出解释或保证。

③**强迫洗涤**：为消除强迫情绪造成的担心，反复洗涤。

④**强迫性仪式动作**：为自己的行为规定一套复杂、在他人看来可笑的仪式或程序。

3．治疗要点

（1）**药物治疗**：5-HT再摄取抑制药如氯米帕明、氟西汀最为常用。

（2）**心理治疗**。

4．护理措施

（1）密切观察病人情绪变化，及时疏导和安慰。

（2）观察强迫症行为对躯体的损害情况，采取相应的保护措施，自身伤害严重时应制止。

（3）对自杀和伤害他人行为的病人，严加看护，清除危险物品。

经典试题

强迫人格的主要表现是（A）

  A．优柔寡断，追求完美   B．以猜疑和偏执为主

  C．高度的自我中心、过分情感化和用夸张的言语和行为

  D．行为和情绪具有明显的冲动性

  E．以社交抑制、情感不适当和对负面评价过分敏感为主要表现

第六节　分离（转换）性障碍病人的护理

高频考点

1. 病因

（1）个性因素：<u>自我中心</u>；<u>富于幻想</u>；情感丰富而肤浅，情绪反应不稳定。

（2）<u>精神因素</u>：紧张、压力、恐惧等精神刺激，常是本病首次发作的<u>直接因素</u>。

2. 临床表现

（1）解离性障碍

①分离性遗忘：<u>选择性遗忘</u>。

②分离性漫游：发生在觉醒状态下，<u>突然的离开日常生活环境进行的旅行</u>。

③分离性身份识别障碍：表现为<u>两种或两种以上的人格交替出现</u>。

④分离性精神病。<u>分离性木僵：往往发生于精神创伤或创伤性体验后</u>。分离性附体障碍：发病时病人意识范围缩小，处于自我封闭状态。

（2）转化性障碍

①运动障碍：可表现为<u>肢体瘫痪、肢体震颤、起立或步行不能、缄默症或失音症</u>。

②抽搐发作：<u>一般在受到暗示或情绪激动时突然发生</u>。

③感觉障碍。

3. 治疗　如失眠、紧张可用抗焦虑药，情感爆发、朦胧状态可选用地西泮或抗精神病药注射，<u>抽搐发作可用地西泮</u>。

经典试题

分离（转换）性障碍病人最典型的性格特点是（E）

A. 虚伪　　　　　　B. 多疑　　　　　　C. 执着

D. 冲动任性　　　　E. 富于幻想

第七节　睡眠障碍病人的护理

高频考点

1. 失眠症

（1）病因：最常见的原因为心理生理因素。

（2）临床表现：入睡困难、睡眠不深、易惊醒、自觉多梦、早醒、醒后不易再睡等。

（3）脑电图：评估睡眠障碍最重要的方法。

（4）治疗

①针对病因，心理治疗为主，适当配合镇静催眠药物治疗。

②药物作为辅助治疗手段，可短期使用。

2. 嗜睡症

（1）临床表现：白昼睡眠时间延长，醒转时不易觉醒，醒转后常有短暂意识模糊。

（2）治疗：对症治疗，消除诱因，辅以支持疗法和疏导疗法。

3. 护理措施

（1）对失眠病人的护理

①认知疗法：讲解睡眠的基本知识。

②睡眠卫生宣教：生活规律；睡前2小时避免易兴奋的活动，避用浓茶、咖啡、巧克力、可乐等兴奋剂；睡前诱导放松；睡眠环境避免光线过亮或直射脸部等。

③重建规律、有质量的睡眠模式：刺激控制训练、睡眠定量疗法、暗示疗法、各种健身术及音乐疗法等。

（2）对嗜睡症病人的护理

①保证病人安全：睡行症病人，给门窗加锁；清除环境中的障碍物；收好各种危险物品。避免从事可能因睡眠障碍而导致意外的各种工作或活动，如高空作业、开车、进行带危险性的操作等。

②消除心理恐惧。

③减少发作次数。

🦋 经典试题

睡眠障碍最常见的病因是（A）

   A. 心理社会因素   B. 呼吸困难   C. 酒精依赖症

   D. 环境因素   E. 肌阵挛

第八节 阿尔茨海默病病人的护理

🐜 高频考点

1. **病因** 遗传；<u>病前性格孤僻，兴趣狭窄</u>。

2. **临床表现** 持续进行性的记忆、智能障碍，伴有言语、视空间技能障碍、人格改变及心境障碍。<u>轻度的近事遗忘和性格改变是本病的早期症状</u>，随后智力活动全面下降。

3. **辅助检查** 智力测验。

4. **治疗要点**

（1）药物治疗

①乙酰胆碱酯酶抑制药：最常用，如多奈哌齐。

②促脑代谢及推迟痴呆进程：二氢麦角碱。

（2）对症治疗。

5. **护理措施**

（1）安全护理

①室内无危险物品。

②增加现实感：不随意变更病人病室内的物品陈设。

③建立良好的护患关系。

④注意预防跌倒、骨折、外伤等。提供病人穿着轻便、防滑的软底鞋。

⑤专人陪护：病人外出时须有人陪伴。给病人佩戴身份识别卡。

⑥对有自杀、自伤或攻击行为的病人，及时发现轻生观念和暴力倾向，去除危险因素，主动提供护理，严禁单独活动。

⑦病人四处徘徊，无目的走动时应高度关注走失的可能性。

（2）症状护理

①妄想状态的护理：将其与被怀疑的对象隔离开。

②人格改变的护理：照顾好病人的生活，并维护其尊严。

③痴呆的护理：痴呆的护理原则为根据病人的自理能力提供不同程度的照护；维持病人现有的日常生活能力；帮助病人养成基本的生活习惯；进行难度适宜的智力与功能训练；鼓励病人，避免责备与争执。

④语言沟通障碍的护理：与病人谈话时，一臂的距离，目光对视，使用简短的语言，每次交谈只谈一个话题，尽量称呼其名，避免应用代词。

（3）基础护理：包括生活护理、饮食护理、排泄护理、睡眠护理等。

经典试题

阿尔茨海默病的典型首发征象是（A）

    A. 记忆障碍   B. 感知觉障碍   C. 人格改变

    D. 语言沟通障碍   E. 定向力障碍

第十一章 损伤、中毒病人的护理

第一节 创伤病人的护理

🐭 **高频考点**

1．分类

（1）闭合性损伤：伤后皮肤黏膜保持完整。包括挫伤、扭伤、<u>挤压伤</u>、震荡伤。

（2）开放性损伤：损伤部位皮肤或黏膜有破损。有擦伤、刺伤、切割伤、撕裂伤等。

2．创伤的修复

（1）修复过程：炎症反应阶段、组织增生和肉芽形成阶段、组织塑形阶段。

（2）创伤愈合的类型

①一期愈合：<u>组织修复以原来细胞为主</u>。

②二期愈合：<u>以纤维组织修复为主</u>。

（3）影响创伤愈合的因素：<u>局部因素最常见为伤口感染</u>。

3．临床表现

（1）局部表现：疼痛、肿胀、功能障碍、伤口和出血。

（2）全身表现

①体温升高。

②全身炎症反应综合征：体温＞38℃或＜36℃；心率＞90次/分；呼吸＞20次/分或 $PaCO_2$＜32mmHg；血白细胞计数＞$12×10^9$/L 或＜$4×10^9$/L，或未成熟细胞＞0.1%。

4．治疗要点

（1）现场急救：<u>优先解决危及生命的紧急问题</u>。

（2）进一步救治

①全身处理：维持呼吸和循环功能。镇静镇痛：诊断明确前应慎用麻醉性镇痛药。防治感染：<u>开放性创伤在**伤后12小时内**注射破伤风抗毒素</u>。

②局部处理。闭合性损伤：单纯软组织损伤者，<u>予以局部制动，患肢抬高，12 小时内给予局部冷敷，12 小时后改用热敷</u>或红外线治疗等。开放性损伤：大多数需手术处理。<u>清洁伤口：直接缝合</u>。污染伤口：<u>采用清创术将污染伤口变为清洁伤口，伤后 6～8 小时是最佳清创时间</u>，可达到一期缝合。感染伤口：先引流，再行换药。

5．护理措施

（1）急救护理

①抢救生命：立即就地救护。<u>必须优先抢救的急症主要包括心搏骤停、窒息、大出血、张力性气胸和休克等。</u>

②包扎：<u>如有腹腔内脏脱出，应先用干净器皿保护后再包扎，勿轻易还纳</u>，以防污染。

（2）并发症的观察与护理

①感染：<u>健康的肉芽组织可用等渗盐水或凡士林纱条覆盖</u>；若肉芽生长过快，应予以剪平后压迫止血，或用 10%～20%硝酸银烧灼后生理盐水湿敷；<u>若肉芽水肿，可用 5%氯化钠溶液湿敷</u>；<u>若创面脓液量多而稀薄，可用 0.1%依沙吖啶或 0.02%呋喃西林溶液纱布湿敷</u>。若创面脓液稠厚且坏死组织多，应用硼酸溶液湿敷。

②挤压综合征：<u>在 24 小时内出现茶褐色尿或血尿等改变。</u>处理：a．早期患肢禁止抬高、按摩及热敷；b．切开减压，清除坏死组织；c．应用碳酸氢钠及利尿药，防止肌红蛋白阻塞肾小管。

第二节　烧伤病人的护理

高频考点

1．病理生理

（1）急性体液渗出期（休克期）：<u>由于体液的大量渗出和血管活性物质的释放，容易发生低血容量休克。</u>

（2）感染期：烧伤早期与伤后 2～3 周是并发全身性感染的高峰期。

（3）修复期。

（4）康复期：<u>肢体应处于功能位</u>。

2．临床表现

（1）烧伤面积

①<u>中国新九分法</u>：见表 11-1。

表 11-1　中国新九分法

部位	占成人体表面积（%）		占儿童体表面积（%）
头颈	头 3、面 3、颈 3	9×1	9＋（12－年龄）
双上肢	双手 5、双前臂 6、双上臂 7	9×2	9×2
躯干	躯干前 13、躯干后 13、会阴 1	9×3	9×3
双下肢	双臀 5、双大腿 21、双小腿 13、双足 7	9×5＋1	46－（12－年龄）

②手掌法：用病人自己的手掌测量。<u>单掌的掌面面积占体表面积的 1%</u>。

（2）烧伤深度：见表 11-2。

表 11-2　烧伤局部临床特点

烧伤深度		局部表现
浅度烧伤	Ⅰ度	<u>伤及表皮层</u>，皮肤红斑，干燥、灼痛，无水疱
	浅Ⅱ度	<u>伤及真皮浅层</u>，红肿明显，疼痛剧烈；有大小不一的水疱，创面基底潮红
深度烧伤	深Ⅱ度	<u>伤及真皮深层</u>，水肿明显，痛觉迟钝；水疱较小，创面基底发白或红白相间
	Ⅲ度	<u>伤及皮肤全层、皮下</u>，痛觉消失，创面无水疱，形成焦痂

（3）烧伤严重程度判断

①<u>轻度烧伤</u>：Ⅱ度烧伤面积＜10%。

②<u>中度烧伤</u>：Ⅱ度烧伤面积 10%～29%，或Ⅲ度烧伤面

积<10%。

③**重度烧伤**：烧伤总面积 31%～49%，或Ⅲ度烧伤面积 10%～20%。

④**特重烧伤**：烧伤总面积>50%，或Ⅲ度烧伤面积>20%，或存在较重的吸入性损伤等。

3. 治疗要点

（1）现场急救：去除致伤原因，迅速抢救。

①迅速脱离致热源。

②保护创面：剪开衣裤，不可剥脱。避免用有色药物涂抹，以免影响对烧伤深度的判断。

③注意保持呼吸道通畅。

（2）防治休克：液体疗法是主要措施。

①补液总量：伤后第 1 个 24 小时补液量＝体重（kg）×烧伤面积×1.5ml（儿童为 1.8ml，婴儿为 2ml）＋2000ml（儿童 60～80ml/kg，婴儿 100ml/kg）。补液应遵循**先快后慢、先盐后糖、先晶后胶**交替输入的原则，补液总量的一半应在伤后 8 小时内输入。伤后第 2 个 24 小时：电解质液和胶体液为第 1 个 24 小时的一半，再加每日生理需要量 2000ml。

②补液种类：胶体液首选血浆。电解质溶液首选平衡盐液。生理需要量一般用 5%～10%葡萄糖液。

（3）处理创面

①初期清创：浅Ⅱ度创面的小水疱可不予处理，大水疱可用无菌注射器抽吸，疱皮破裂应剪除。深Ⅱ度创面的水疱皮及Ⅲ度创面的坏死表皮应去除。

②包扎疗法。

③暴露疗法：创面可涂 1%磺胺嘧啶银霜、碘伏等。

④手术疗法：对深度烧伤创面应切痂或削痂，并立即植皮。

4. 液体复苏有效的指标 **尿量**是简单而可靠的指标。

5. 防治感染 若创面有黄绿色分泌物伴恶臭味，则为**铜绿假单胞菌感染**。

经典试题

患者，女性，26 岁，全身大面积开水烫伤送来急诊。未受伤范围
　　包括头、面部、颈部，以及前胸、腹部约 8 个手掌大的皮肤，
　　估计其烧伤面积（C）

A. 73%　　　B. 77%　　　C. 83%　　　D. 87%　　　E. 93%

第三节　咬伤病人的护理

高频考点

一、毒蛇咬伤病人的护理

1. 治疗要点

（1）局部处理：<u>伤口上方绑扎</u>；伤口周围用胰蛋白酶局
部封闭。

（2）全身治疗：①解蛇毒中成药。②抗蛇毒血清，中和
毒素。

2. 护理措施

（1）急救护理

①伤肢绑扎：<u>蛇咬伤后忌奔跑，伤肢制动、放置低位</u>，
立即用布带等绑扎伤肢的近心端。

②局部冷敷：<u>将伤肢浸入 4～7℃冷水中，3～4 小时后
改用冰袋冷敷，持续 24～36 小时。</u>

（2）伤口护理：<u>可用 1∶5000 高锰酸钾或高渗盐水溶液
湿敷</u>，利于消肿。

二、犬咬伤病人的护理

狂犬病又名恐水症。在我国主要由犬传播。

1. 临床表现

（1）前驱期或侵袭期：酷似"感冒"；继而出现恐惧不
安，对声、光、风、痛等较敏感。较有诊断意义的早期症状
是伤口及其附近感觉异常，有麻、痒、痛及蚁走感等。

（2）兴奋期：突出表现为极度恐怖、恐水、怕风、发作
性咽肌痉挛等。恐水是狂犬病的特殊症状，典型者见水、饮

水、听流水声甚至仅提及饮水时,均可引起严重咽喉肌痉挛。

(3)麻痹期:迟缓性瘫痪。

麻痹型患者无兴奋期及恐水现象,因呼吸肌麻痹与延髓性麻痹而死亡。

2.治疗要点　单室严格隔离,专人护理:一旦发生痉挛,立即遵医嘱使用巴比妥类镇静药等。

3.护理措施

(1)避免窒息:保持病室安静,避免光、声、风的刺激。尽量集中或在应用镇静药后进行各项护理操作。

(2)有恐水现象者应禁食禁饮。

(3)预防感染:早期患肢应下垂,保持伤口清洁和引流。遵医嘱按时应用抗菌药物。

4.健康教育　若被犬抓伤但无明显伤痕,或被犬舔,或疑与病犬有密切接触者,应尽早注射疫苗。犬咬伤后,应尽早处理伤口及注射疫苗。立即、就地、彻底冲洗伤口是预防狂犬病的关键。

第四节　腹部损伤病人的护理

高频考点

常见受损腹腔脏器依次为脾、肾、小肠、肝、肠系膜等。

1.临床表现

(1)实质性脏器损伤:以腹腔内(或腹膜后)出血症状为主。肩部放射痛常提示肝(右)或脾(左)损伤。

(2)空腔脏器损伤:主要表现为弥漫性腹膜炎,有典型**腹膜刺激征**。

2.辅助检查

(1)实验室检查:胰腺、胃肠道或十二指肠损伤时,血、尿淀粉酶多见升高。泌尿系统损伤时,尿常规检查多发现血尿。

(2)影像学检查

①B超检查:主要用于诊断实质性脏器的损伤。

②X线检查:腹腔游离气体是胃肠道破裂的主要证据。

（3）诊断性腹腔穿刺术：若穿刺液为不凝血，提示实质性脏器或大血管破裂。

3．治疗要点　首先积极进行心肺复苏，其中解除气道梗阻是最重要一环。其次要控制明显的外出血。

4．护理措施

（1）非手术治疗护理/术前护理

①休息与体位：绝对卧床休息，若病情稳定，可取半卧位。尽量少搬动病人。

②诊断未明确之前绝对禁食、禁饮和禁灌肠，禁用镇痛药。

③胃肠减压。

④完善术前准备：a．必要时导尿；b．协助做好各项检查、皮肤准备、药物过敏试验；c．通知血库备血；d．给予术前用药。

（2）术后护理

①体位：全麻未清醒者置平卧位，头偏向一侧。待全麻清醒或硬膜外麻醉平卧 6 小时后，血压平稳者改为半卧位。

②对于痰多不易咳出者，可协助其翻身、叩背。

③禁食、胃肠减压，待肠蠕动恢复、肛门排气后停止胃肠减压。

④及早下床活动，促进肠蠕动恢复，预防肠粘连。

⑤并发症的观察与护理

a．出血：多取平卧位，禁止随意搬动病人。

b．腹腔脓肿：剖腹探查术后数日，病人体温持续不退或下降后又升高，伴有腹胀、腹痛、呃逆、直肠或膀胱刺激症状。

🏮经典试题

腹腔内空腔脏器损伤最可靠的依据是（D）

A．腹痛　　　　　B．脉搏细弱　　　　C．肠鸣音消失

D．腹膜刺激征　　E．血压下降

第五节　一氧化碳中毒病人的护理

高频考点

1. CO 中毒时，脑对缺氧最敏感，最先受损。

2. 临床表现　特征性表现为口唇黏膜呈樱桃红色。

3. 血液碳氧血红蛋白(COHb)测定　轻度中毒时 COHb 为 10%~20%，中度中毒时为 30%~40%，重度中毒时＞50%。

4. 氧疗　首选高压氧治疗，可给予鼻导管高浓度（＞60%）、高流量（每分钟 8~10L）吸氧。

5. 护理措施　昏迷病人取平卧位，头偏向一侧。病人清醒后仍要休息 2 周。

6. 健康教育

（1）家庭用火炉、煤炉要安装烟筒或排风扇。

（2）厂矿，煤气发生炉和管道要经常维修。

经典试题

患者，女性，35 岁，因 CO 中毒收治入院，现呈浅昏迷状态，脉搏 125 次/分，皮肤、黏膜呈樱桃红色，护士给病人吸氧时选择的氧流量是（A）

A. 每分钟 8~10L　　B. 每分钟 6~8L　　C. 每分钟 4~6L

D. 每分钟 2~4L　　　E. 每分钟 1~2L

第六节　有机磷中毒病人的护理

高频考点

1. 急性中毒临床表现

（1）毒蕈碱样症状：出现最早。表现为瞳孔缩小、腹痛、腹泻；大汗、流泪和流涎，病人呼气呈蒜臭味。

（2）烟碱样症状：出现肌纤维颤动。

（3）中枢神经系统症状：头晕、头痛、烦躁不安、谵妄、抽搐和昏迷。

2．胆碱酯酶（ChE）活力测定　70%～50%为轻度中毒；50%～30%为中度中毒；30%以下为重度中毒。

3．治疗要点

（1）迅速清除毒物：口服中毒者要反复洗胃，给硫酸钠导泻。皮肤黏膜吸收中毒者脱去污染衣服，禁用热水或酒精擦洗皮肤。

（2）解毒药物

①抗胆碱药：最常用药物为阿托品。应早期、足量反复给药。阿托品化表现：病人瞳孔扩大、颜面潮红、口干、心率加快等。阿托品中毒表现：瞳孔扩大、烦躁不安、意识模糊、谵妄、抽搐、昏迷和尿潴留等，应及时停药观察。

②胆碱酯酶复能剂：常用药物有碘解磷定、氯解磷定和双复磷。

4．护理措施

（1）吸氧：给予鼻导管吸氧每分钟4～5L。

（2）体位：清醒者可取半卧位，昏迷者头偏一侧。

经典试题

有机磷中毒的主要死因是（D）

　A．肺水肿　　　　B．全心衰竭　　　　C．脑水肿
　D．呼吸衰竭　　　E．中毒性脑病

第七节　镇静催眠药中毒病人的护理

高频考点

1．临床表现

（1）急性中毒

①巴比妥类药物中毒。轻度中毒：嗜睡、情绪不稳定、共济失调、步态不稳和眼球震颤。重度中毒：由嗜睡到深昏迷。

②苯二氮䓬类药物中毒：嗜睡、头晕、言语含糊不清、意识模糊和共济失调。

③吩噻嗪类中毒：震颤麻痹综合征；静坐不能；斜颈和

牙关紧闭等。

（2）戒断综合征：发生于长期服用镇静催眠药后突然停药或迅速减少药量时。

2．急性中毒的治疗

（1）洗胃：急性巴比妥中毒病人使用 1：15 000～1：20 000 高锰酸钾溶液洗胃，硫酸钠导泻，禁用硫酸镁。

（2）特效解毒疗法：氟马西尼是苯二氮䓬类拮抗药。

第八节　酒精中毒病人的护理

高频考点

1．病因　酒精饮用过量。

2．临床表现

（1）急性中毒

①兴奋期：头痛、欣快、健谈、易激怒，驾车易发生车祸。

②共济失调期：肌肉运动不协调，行动笨拙，言语含糊不清或出现恶心、呕吐、困倦。

③昏迷期：昏睡、瞳孔散大或陷入深昏迷，呼吸慢而有鼾音。

（2）戒断综合征。

（3）慢性中毒：可见 Wernicke 脑病、Korsakoff 综合征、周围神经麻痹等。

3．血清乙醇浓度测定　呼出气中乙醇浓度与血清乙醇浓度相当。

4．治疗要点

（1）治疗 Wernicke 脑病与 Korsakoff 综合征，可肌内注射维生素 B_1。

（2）强迫利尿对急性乙醇中毒无效。

（3）透析指征有：血乙醇含量＞108mmol/L（500mg/dl），伴酸中毒或同时服用甲醇或其他可疑药物时。

（4）对烦躁不安或过度兴奋者，可用小剂量地西泮，避免用吗啡、氯丙嗪、苯巴比妥类镇静药。

（5）嗜酒者应该立即戒酒。

第九节　中暑病人的护理

高频考点

1．病因　<u>环境温度过高</u>。

2．临床表现

（1）先兆中暑：乏力、大汗、口渴、头晕恶心。

（2）轻度中暑：面色潮红、皮肤灼热、体温升高至38℃以上。

（3）重症中暑

①热衰竭：<u>最常见</u>。周围循环衰竭，体温正常。

②热痉挛：以腓肠肌痉挛多见。体温正常。

③热射病：<u>高热、无汗、意识障碍</u>。

3．治疗要点：<u>迅速降温决定病人预后</u>。<u>首先应将病人脱离高温环境</u>。<u>肛温降至 38℃时应暂停降温</u>。中暑高热伴休克时，降温可动脉快速推注4℃ 5%葡萄糖盐水。

第十节　淹溺病人的护理

高频考点

1．临床表现　淹溺者出现神志丧失、呼吸停止或大动脉搏动消失，处于临床死亡状态。淹溺者口腔和鼻腔内充满泡沫或泥污。

2．治疗及护理要点　尽快将溺水者从水中救出；采取<u>头低俯卧位</u>行体位引流；<u>迅速清除口鼻腔中异物，使气道畅通</u>。进行心肺复苏；吸入高浓度氧；脑复苏；抗生素治疗。

经典试题

患儿，男，11岁。游泳时发生淹溺，救起后应给予该患儿的首要救治措施是（E）

A．给予强心药　　　B．建立静脉通道　C．口对口人工呼吸

D. 胸外心脏按压　　E. 保持呼吸道通畅

第十一节　细菌性食物中毒病人的护理

高频考点

1. **临床表现**　主要表现为**腹痛、呕吐、腹泻**等。以金黄色葡萄球菌性食物中毒呕吐最剧烈。腹泻多为黄色稀水便或黏液便。

2. **护理措施**　呕吐者一般不予止吐处理，呕吐严重者应暂时禁食。腹痛者应注意腹部保暖，禁饮冷饮。腹泻有助于清除胃肠道内毒素，故早期不用止泻药。鼓励病人多饮水或饮淡盐水。

3. **健康教育**　加强食品卫生管理是预防本病的关键措施。

第十二节　小儿气管异物的护理

高频考点

1. **临床表现**

（1）异物进入气管和支气管，即发生**剧烈呛咳、喘憋、面色发绀和呼吸困难**。

（2）**阵发性、痉挛性咳嗽**是典型症状。

2. **护理措施**

（1）减少患儿哭闹，以免因异物变位，发生急性喉梗阻。

（2）密切观察患儿病情，如有烦躁不安、呼吸困难加重应及时通知医生。

（3）**内镜下取出异物，是唯一有效的治疗方法**。检查前需禁食6～8小时，吃奶的婴儿为4小时。内镜检查取出异物后4小时后方可进食。

第十三节 破伤风病人的护理

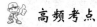 **高频考点**

1. **临床表现** 多有木刺、铁钉刺伤，急产或流产史。

（1）临床分期

①潜伏期：通常为7~8天。潜伏期越短，预后越差。

②前驱期：以张口不便为主要特征。

③发作期：典型症状是在肌肉紧张性收缩的基础上，呈阵发性强烈痉挛，通常最先受影响的肌群是咀嚼肌，出现咀嚼不便、牙关紧闭；后有苦笑面容、角弓反张。

（2）病人死亡的主要原因为窒息、心力衰竭或肺部感染。

2. **治疗要点**

（1）消除毒素来源：可用3%过氧化氢溶液冲洗伤口。

（2）中和游离毒素：早期使用破伤风抗毒素。

（3）控制和解除肌痉挛：是治疗的重要环节。

3. **护理措施**

（1）保持呼吸道通畅：频繁抽搐者，禁止经口进食。

（2）保护病人，防止受伤。

（3）一般护理

①环境要求：将病人安置于单人隔离病室，保持安静，遮光。避免各类干扰，减少探视。各项操作尽量集中。

②隔离消毒：应用后的敷料须焚烧。

经典试题

破伤风病人使用破伤风抗毒素的目的是（D）

　　A. 抑制破伤风杆菌　　B. 消除毒素来源

　　C. 保持呼吸道通畅　　D. 中和游离毒素　　E. 控制痉挛

第十四节 肋骨骨折病人的护理

高频考点

第4~7肋骨长而薄，最易折断。

1．临床表现

（1）症状：局部疼痛。

（2）体征：多根多处肋骨骨折者，伤处可见胸廓软化，出现反常呼吸运动，称连枷胸。

2．辅助检查　判断肋骨骨折胸部检查最可靠的依据是直接和间接压痛。

3．治疗要点

（1）闭合性肋骨骨折：①首先固定胸廓，处理反常呼吸。②镇痛。③建立人工气道。④预防感染。

（2）开放性肋骨骨折：①清创与固定；②肋骨骨折致胸膜穿破者，需做胸腔闭式引流术。

4．护理措施　重点观察呼吸情况。

经典试题

可出现反常呼吸运动的是（D）

　　A．慢性脓胸　　　　　B．桶状胸　　　　　C．气胸

　　D．连枷胸　　　　　　E．血胸

第十五节　常见四肢骨折病人的护理

高频考点

1．骨折概述

（1）病因

①病理性骨折：骨髓炎、骨肿瘤等导致骨质破坏。

②积累性劳损。

（2）临床表现

①全身表现。休克：多由出血所致，特别是骨盆骨折、股骨骨折和多发性骨折。发热：一般不会超过38℃。

②局部表现。一般表现：疼痛和压痛、肿胀和瘀斑、功能障碍。特有体征：畸形、反常活动、骨擦音或骨擦感。

③并发症。早期并发症：休克、脂肪栓塞综合征、内脏器官损伤、组织损伤、骨筋膜室综合征。晚期并发症：坠积性肺炎、

压疮、下肢深静脉血栓形成、感染、缺血性骨坏死、缺血性肌挛缩、急性骨萎缩、关节僵硬、损伤性骨化、创伤性关节炎。

（3）骨折的愈合过程

①血肿炎症机化期：**纤维连接形成**。

②原始骨痂形成期：**形成新骨**。达到临床愈合。

③骨板形成塑形期：骨折部位形成坚强的骨性连接。

（4）治疗要点

①现场急救：抢救生命；包扎止血；妥善固定；迅速转运病人。

②临床处理：**复位**，**固定**。

③功能锻炼：原则是**动静结合、主动与被动运动相结合、循序渐进**。

（5）护理措施

①术前护理：若**出现骨筋膜室综合征应及时切开减压，严禁局部按摩、热敷、理疗或使患肢高于心脏水平**。

②术后护理。牵引术的护理：保持有效牵引，预防感染及足下垂。石膏绷带固定术的护理：石膏干固前，手掌平托石膏固定的肢体，严禁用手指托扶和压迫。石膏干固后，保持石膏清洁干燥。

③并发症的观察与处理。**骨筋膜室综合征**："5P"征（**疼痛、苍白、感觉异常、麻痹及脉搏消失**）。**应立即放平肢体，并通知医生全层剪开固定的石膏**。石膏综合征：**绷带缠绕不可过紧，上腹部开窗，病人少食多餐**。失用综合征：应加强肢体的功能锻炼。

2. 常见四肢骨折

（1）肱骨干骨折

①合并桡神经损伤，**患侧垂腕畸形**。

②治疗要点：选择小夹板固定者可在**屈肘 90°位用三角巾悬吊**。

③护理措施：复位固定后尽早开始功能锻炼，但**禁止做上臂旋转运动**。

（2）肱骨踝上骨折

①临床表现：<u>肘后三角关系正常</u>。

②治疗要点：复位后用后侧石膏托在屈肘位固定 4～5 周，肿胀时，**抬高患肢**，或用**尺骨鹰嘴**悬吊牵引。

③功能锻炼。

（3）前臂双骨折：<u>防止腕关节旋前或旋后</u>。功能锻炼：<u>8～10 周后摄片证实骨折已愈合，才可进行前臂旋转活动</u>。

（4）桡骨远端骨折

①临床表现：伸直型骨折：**"银叉"** 或 **"枪刺样"** 畸形。

②功能锻炼：4～6 周后，逐渐开始腕关节活动。

（5）股骨颈骨折：<u>最常并发股骨头缺血性坏死</u>。

①临床表现。伤后感髋部疼痛，下肢活动受限，不能站立和行走。患肢缩短，出现外旋畸形。

②护理措施。尽量避免搬运或移动病人。搬运时将髋关节与患肢整个托起。人工关节置换术：术后 3 个月内，避免屈髋大于 90°和下肢内收超过身体中线。侧卧时健肢在下，患肢在上；上楼时健肢先上，下楼时患肢先下。

（6）股骨干骨折：股骨干骨折是指股骨转子以下、股骨髁以上部位的骨折。

①治疗要点：3 岁以下儿童采用垂直悬吊皮肤牵引；成人采用骨牵引持续牵引 8～10 周。

②功能锻炼：股四头肌等长舒缩运动。

（7）胫腓骨干骨折：是长骨骨折中最常见的一种。如有肢体肿胀加重，足背及胫后动脉搏动消失，肢端苍白、冰凉，需考虑并发骨筋膜室综合征。

功能锻炼：趾间和足部关节的屈伸活动，股四头肌等长舒缩运动。

🌼 **经典试题**

可引起病理性骨折的情况是（D）

　A. 高空坠落　　　B. 暴力打击　　　C. 破伤风抽搐发作

　D. 骨肿瘤　　　　E. 长途行军

第十六节　骨盆骨折病人的护理

 高频考点

1. **临床表现**

（1）症状：病人髋部肿胀、疼痛，不敢坐起或站立。有大出血或严重内脏损伤者可有面色苍白、出冷汗等休克表现。

（2）体征

①骨盆分离试验与挤压试验阳性。

②肢体长度不对。

③会阴部瘀斑：是耻骨和坐骨骨折的特有体征。

2. **治疗要点**　先处理休克和各种危及生命的并发症，再处理骨折。单纯性耻骨联合分离且较轻者可用骨盆兜带悬吊固定。

3. **护理措施**　卧床休息期间，髂前上、下棘撕脱骨折可取髋、膝屈曲位；坐骨结节撕脱骨折者应取大腿伸直、外旋位；骶尾骨骨折者可在低部垫气圈或软垫。骨折愈合后才可患侧卧位。

4. **健康教育**　行牵引者 12 周以后可负重。

第十七节　颅骨骨折病人的护理

高频考点

1. **颅底骨折的临床表现**　见表 11-3。

表 11-3　颅底骨折的临床表现

骨折部位	瘀斑部位	脑脊液漏	可能损伤的脑神经
颅前窝	眶周、球结膜下（"熊猫眼"征、"兔眼"征）	鼻漏	嗅神经、视神经
颅中窝	乳突区	鼻漏和耳漏	面神经、听神经
颅后窝	乳突部、枕下部、咽后壁	无	第 XI～XII 对脑神经

2. **辅助检查**　颅盖骨折依靠头颅 X 线片确诊。对明确颅底骨折诊断最有价值的辅助检查是 CT。

3. **护理措施**

（1）体位：病人取**半坐卧位**，头偏向**患侧**，待脑脊液漏停止 3～5 天后可改平卧位。

（2）保持局部清洁：消毒棉球不可过湿。劝告病人勿挖鼻、抠耳。

（3）预防颅内逆行感染：脑脊液漏者，禁忌堵塞、冲洗鼻腔、耳道和经鼻腔、耳道滴药，禁忌做腰椎穿刺。脑脊液鼻漏者，严禁从鼻腔吸痰或放置鼻胃管。

（4）避免颅内压骤升：嘱病人勿用力屏气排便、咳嗽、擤鼻涕或打喷嚏等，以免颅内压骤然升降导致气颅或脑脊液逆流。

（5）颅内低压综合征：剧烈头痛，眩晕、呕吐、厌食、反应迟钝、脉搏微弱、血压偏低，补充大量液体可缓解症状。

第十二章 肌肉骨骼系统和结缔组织疾病病人的护理

第一节 腰腿痛和颈肩痛病人的护理

高频考点

1. 颈椎病

（1）病因：颈椎间盘退行性变。

（2）临床表现

①神经根型颈椎病：<u>疼痛及僵硬</u>。<u>上肢牵拉试验、压头试验阳性</u>。

②脊髓型颈椎病：<u>最严重的类型</u>。手部麻木，<u>有踩棉花样感觉</u>。

③椎动脉型颈椎病。眩晕：<u>最常见</u>。猝倒：<u>本型特有的症状</u>。头痛，颈部压痛，活动受限。

④交感神经型颈椎病：<u>交感神经症状</u>。

（3）辅助检查：CT 和 MR 可示颈椎间盘突出，脊髓受压。

（4）治疗要点：神经根型、椎动脉型和交感神经型颈椎病以非手术治疗为主；<u>脊髓型颈椎病确诊后应及时行手术治疗</u>。

（5）护理措施

①术前护理：<u>气管、食管推移训练</u>、俯卧位训练。椎动脉型避免头部过快转动。

②术后护理。<u>呼吸困难，多发生于术后 1～3 天</u>。一旦发生，立即抢救。体位护理：行内固定植骨融合的病人，加强颈部制动。在搬动或翻身时，保持头、颈和躯干在同一平面上。

③观察并发症并及时处理：术后出血、脊髓神经损伤、植骨块脱落、移位。

④功能训练：一般术后第 1 天开始，各关节的主被动功能锻炼。

2. 肩关节周围炎

（1）病因：肩关节周围软组织劳损或退变。

（2）临床表现：<u>肩部疼痛</u>，<u>肩关节僵硬</u>，肩部怕冷。<u>压痛及活动受限，肌痉挛与萎缩</u>。

（3）治疗要点

①早期局部热疗，口服非甾体类消炎药。肩关节被动牵拉训练。

②晚期理疗、推拿等。

（4）护理措施

①<u>坚持功能锻炼</u>。

②发作期避免提抬重物，减少肩部活动，保暖。

3. 腰椎间盘突出症　　<u>好发部位为 L_4-L_5、L_5-S_1 间隙，因该部位活动度大</u>。

（1）病因：<u>基本病因为椎间盘退行性变</u>。

（2）临床表现：<u>腰痛是最早出现的症状</u>。<u>下肢放射痛</u>；**间歇性跛行；马尾综合征**。<u>直腿抬高试验及加强试验阳性</u>。

（3）治疗要点

①非手术治疗：绝对卧床休息 4 周。骨盆牵引：抬高床脚做反牵引。物理治疗：理疗、推拿、按摩。

②手术治疗。

（4）护理措施

①术前护理：卧硬板床，卧床 3 周后，戴腰围下床活动。保持有效牵引。

②术后护理：术后平卧，2 小时后轴线翻身。<u>术后第 1 天开始进行股四头肌舒缩和直腿抬高锻炼，以防神经根粘连</u>。

4. 腰椎管狭窄症

（1）病因：<u>最常见的是在椎管发育不良的基础上发生退行性变</u>。

（2）临床表现：<u>腰腿痛及间歇性跛行</u>。

（3）辅助检查：X 线检查可见腰椎椎间隙狭窄、骨质增生等改变。

（4）治疗要点

①非手术治疗：症状轻者可行非手术治疗。

②手术治疗：常行椎管减压术。

（5）护理措施：参照本节腰椎间盘突出症。

经典试题

腰椎间盘突出症最重要的体征是（D）

　A. 脊柱活动受限　　　　　　B. 脊柱变形

　C. 压痛并引起下肢放射痛　　D. 直腿抬高试验和加强试验阳性

　E. 感觉减退、肌力下降、腱反射减弱

第二节　骨和关节化脓性感染病人的护理

高频考点

1. 化脓性骨髓炎

（1）病因：最常见的是**溶血性金黄色葡萄球菌**。

（2）临床表现：**体温达 39℃以上**。患部剧痛。

（3）辅助检查：X 线表现为**层状骨膜反应和干骺端稀疏，虫蚀样骨破坏**。

（4）治疗要点：全身支持治疗、抗感染治疗、局部制动、手术治疗。

（5）护理措施：**物理降温，抬高患肢**。保持有效引流，关节功能锻炼。

2. 化脓性关节炎

（1）病因：**最常见为金黄色葡萄球菌**。

（2）临床表现：全身中毒症状严重，关节红、肿、热、痛及关节积液表现，内旋受限。

（3）辅助检查：X 线表现为关节间隙增宽或变窄，关节面毛糙，甚至出现关节畸形或骨性强直。

（4）治疗要点：全身支持治疗。

（5）护理措施：参见化脓性骨髓炎。

🎖 **经典试题**

急性血源性骨髓炎早期表现是（A）

  A. 高热、寒战　　B. 局部红肿　　C. X 线片见骨破坏

  D. 病理性骨折　　E. 局部窦道形成

第三节　脊柱及脊髓损伤病人的护理

🏃 **高频考点**

1. **脊柱骨折**

（1）病因：间接暴力。

（2）临床表现：局部疼痛，压痛和肿胀；活动受限和脊柱畸形。

（3）辅助检查：X 线检查、CT 检查、MRI 检查。

（4）治疗要点：抢救生命，卧硬板床，复位固定，腰背肌锻炼。

（5）护理措施：**轴式翻身**。并发症有脊髓损伤、失用性肌萎缩和关节僵硬。

2. **脊髓损伤**

（1）病因：是脊柱骨折脱位最严重的并发症。

（2）临床表现：脊髓损伤、脊髓半切征、脊髓圆锥损伤、马尾神经损伤。

（3）辅助检查：CT、MRI 可显示脊髓受压。

（4）治疗要点：紧急救治、固定和局部制动。手术治疗。

（5）护理措施：截瘫早期可给予留置导尿持续引流，鼓励病人多饮水，保持会阴部清洁，每日冲洗膀胱 1 次。遵医嘱给予抗菌药。

🎖 **经典试题**

运送脊柱骨折病人应采用（E）

  A. 抱送　　　　　B. 单车驮送　　　　C. 轮椅运送

  D. 多人抬送　　　E. 硬板抬送

第四节　关节脱位病人的护理

高频考点

1. 病因　**创伤性、先天性、病理性、习惯性脱位**。

2. 临床表现　**关节疼痛、肿胀、局部压痛及关节功能障碍**；畸形、弹性固定、关节盂空虚。

3. 辅助检查　X 线检查。

4. 治疗要点　**手法复位**，固定 2~3 周。固定后即开始功能锻炼。

5. 护理措施　观察患肢末端的血液循环状况。

6. 常见的关节脱位

(1) 肩关节脱位：关节盂空虚，肩峰突出，呈方肩畸形。

(2) 肘关节脱位：肘后三角关系失常。

(3) 髋关节脱位：关节呈屈曲、内收、内旋畸形。

经典试题

关节脱位的特征性表现是（C）

A. 肿胀　　　　　B. 淤血　　　　　C. 弹性固定

D. 疼痛　　　　　E. 活动受限

第五节　风湿热病人的护理

高频考点

1. 病因　链球菌感染。

2. 临床表现　心脏炎、关节炎、舞蹈病、环形红斑和皮下结节。

3. 辅助检查　免疫学检查：免疫球蛋白增高；补体 C3、C4 增高；循环免疫复合物增高。

4. 治疗要点

(1) 青霉素，过敏者改用红霉素。

(2) 抗风湿热治疗：常用阿司匹林。

5. 护理措施

（1）**绝对卧床休息**：急性期 2 周，有心脏炎时轻者 4 周，重者 6～12 周。

（2）用药护理。阿司匹林、布洛芬：引起胃肠道反应、肝功能损害和出血，应饭后服药。泼尼松：引起满月脸、肥胖、消化道溃疡等。

经典试题

患儿，7 岁，因风湿性心内膜炎入院，病情较重，护士为其采取的绝对卧床休息的时间为（C）

A. 2～3 周　　　　　B. 3～4 周　　　　　C. 6～12 周

D. 4～5 个月　　　　E. 5～6 个月

第六节　类风湿关节炎病人的护理

高频考点

1. **病因**　感染、遗传、雌激素。

2. **病理**　关节滑膜炎是 RA 的基本病理改变。

3. **临床表现**

（1）关节表现：对称性多关节炎，小关节。晨僵是 RA 突出的临床表现。疼痛、肿胀、畸形、功能障碍。

（2）关节外表现：关节隆突部类风湿结节、类风湿血管炎、肾淀粉样变性。

4. **辅助检查**

（1）红细胞沉降率增快。

（2）免疫学检查：类风湿因子（RF）呈阳性。

（3）类风湿结节活检。

5. **治疗要点**

（1）休息、关节制动（急性期）、关节功能锻炼（恢复期）、物理疗法等。

（2）药物治疗：阿司匹林、甲氨蝶呤、肾上腺糖皮质激素（可有体重增加、满月脸、向心性肥胖等不良反应）。

（3）手术治疗。

6. 护理措施

（1）急性活动期，应卧床休息，保持关节功能位。

（2）晨僵护理：夜间戴手套保暖，全关节活动锻炼。

（3）预防关节失用：指导病人锻炼。

经典试题

类风湿关节炎的临床表现中不包括（D）

A. 关节疼痛 　　　B. 关节畸形 　　　C. 关节肿胀

D. 蝶形红斑 　　　E. 晨僵

第七节　系统性红斑狼疮病人的护理

高频考点

1. 病因　自身免疫反应。

2. 临床表现

（1）最具特征性：面部蝶形红斑，光过敏现象、脱发、雷诺现象。

（2）关节痛：首发症状。

（3）狼疮性肾炎是 SLE 死亡的常见原因。

3. 辅助检查　以抗 Sm 抗体和抗 dsDNA 抗体对 SLE 的诊断特异性较高。

4. 治疗要点

（1）非甾体类消炎药：阿司匹林等。

（2）抗疟药：氯喹。

（3）糖皮质激素：首选药物。

（4）免疫抑制药：环磷酰胺等。

5. 护理措施

（1）急性期及疾病活动期应卧床休息。

（2）饮食护理：避免食用刺激性食物。忌食含有补骨脂素的食物，如芹菜、香菜、无花果等。

（3）皮肤护理：禁忌日光浴。忌用碱性肥皂，避免化妆品及化学药品，防止刺激皮肤。忌染发、烫发、戴帽子、假发等。

（4）预防感染。

（5）药物护理：非甾体类消炎药，宜饭后服，具有肾毒性，伴肾炎者禁用。长期使用糖皮质激素会导致口腔黏膜受损、胃溃疡发生。

经典试题

1．系统性红斑狼疮最典型的皮肤损害部位是（A）

　　A．面部　　B．上腹部　　C．胫前　　D．腿部　　E．胸部

2．患者，女性，26 岁，SLE 患者，用药中出现胃溃疡发作，可能与下列哪种药物的不良反应有关（C）

　　A．环磷酰胺　　　　B．氯喹　　　　C．泼尼松

　　D．利妥昔单抗　　　E．硫唑嘌呤

第八节　骨质疏松症病人的护理

高频考点

1．病因　妊娠和哺乳、活性维生素 D 缺乏、降钙素（CT）水平降低、甲状旁腺素（PTH）分泌增加等。

2．临床表现

（1）骨痛和肌无力：腰背疼痛、乏力或全身骨痛。

（2）椎体压缩：可引起驼背和身高变矮。

（3）骨折：是骨质疏松症最常见和最严重的并发症。

3．辅助检查　X 线检查。

4．治疗要点

（1）适当运动；补充足够的蛋白质。补充钙剂和维生素 D。

（2）对症治疗。

（3）性激素补充疗法：女性绝经后骨质疏松症的首选用药。

5．护理措施

（1）休息，预防跌倒。

（2）用药护理：钙剂、维生素 D 同时服用，不可与绿

<u>叶蔬菜一起服用</u>。性激素必须剂量要准确。服用二磷酸盐应晨起空腹服用。

（3）介入手术护理。

经典试题

骨质疏松病人最常见的并发症是（D）

　　A．疼痛　B．身长缩短　C．驼背　D．骨折　E．呼吸困难

第十三章　肿瘤病人的护理

第一节　甲状腺癌病人的护理

高频考点

1. 临床表现

（1）初期：单个、质地硬而固定、表面高低不平，随吞咽上下移动的肿块。

（2）晚期：声音嘶哑、呼吸困难或吞咽困难等。

2. 治疗要点　手术切除。

3. 护理措施

（1）呼吸困难和窒息：血压平稳或全麻清醒后取高坡卧位。颈丛麻醉者，术后6小时起可进少量温或凉流质饮食，禁忌过热流质。

（2）喉返和喉上神经损伤：声调降低或声音嘶哑。喉上神经内支受损者，易发生误咽和呛咳。

（3）手足抽搐：立即遵医嘱静脉注射10%葡萄糖酸钙或氯化钙10～20ml。

（4）遵医嘱坚持服用甲状腺素制剂，以预防肿瘤复发。

第二节　食管癌病人的护理

高频考点

食管癌胸中段多见，多为鳞癌。主要转移途径：淋巴转移。

1. 临床表现

（1）早期：吞咽粗硬食物时有不适感。

（2）中晚期：典型症状为进行性吞咽困难。持续胸痛或背痛。

2. 辅助检查　食管脱落细胞学检查是简便易行的普查

筛选方法。

3. 护理措施

（1）胃肠道准备

①术前 3 天改流质饮食，术前 1 天禁食。

②拟行结肠代食管手术者，术前 3~5 天口服肠道抗生素，如甲硝唑。

③术前 2 天进食无渣流质，术前晚行清洁灌肠后禁饮禁食。

（2）术后护理

①取半卧位。

②饮食护理：术后早期禁饮禁食 3~4 天，持续胃肠减压。停止胃肠减压 24 小时后可开始进食。术后 5~6 天可进全清流质。术后 3 周可进普食，少量多餐。避免进食生、冷、硬食物。

③并发症。吻合口瘘：应立即禁食；协助行胸腔闭式引流；抗感染。乳糜胸：立即置胸腔闭式引流。若术后 3~4 周再次出现吞咽困难时，可能为吻合口狭窄。

经典试题

食管癌的好发部位是（B）

  A. 食管腹段   B. 食管中段   C. 食管颈段

  D. 食管全段   E. 食管上段和中段

第三节　胃癌病人的护理

高频考点

1. 病因　幽门螺杆菌感染。胃癌好发于胃窦部，主要转移途径为淋巴转移。

2. 纤维胃镜检查　诊断早期胃癌的有效方法。

3. 护理措施

（1）术后：拔胃管后当日可少量饮水或米汤；第 2 天进半量流质饮食；第 3 天进全量流质饮食；第 4 天可进半流质饮食；第 10~14 天可进软食。

（2）麻醉清醒后取低半卧位。

（3）**并发症**

①术后出血：加强对胃肠减压引流液量和颜色的观察。遵医嘱应用止血药物和输新鲜血等。

②吻合口瘘或残端破裂：对有幽门梗阻的病人，术前3天起每晚用温生理盐水洗胃。术前3天口服抗菌药。胃肠减压，应用抗菌药。保持瘘口周围皮肤清洁和干燥，局部涂氧化锌。

③倾倒综合征。早期倾倒综合征者：少食多餐，避免过甜、过咸、过浓的流质饮食；宜进低糖类、高蛋白饮食；餐时限制饮水喝汤；进餐后平卧10～20分钟。晚期倾倒综合征：稍进饮食，尤其是糖类即可缓解。

4．**定期复查**　术后初期每3个月复查1次，以后每半年复查1次，至少复查5年。

第四节　原发性肝癌病人的护理

高频考点

1．**病因**　乙型和丙型肝炎病毒是我国最常见病因。

2．**分型**　按组织学类型分，最常见肝细胞型。

3．**临床表现**

（1）症状：肝区疼痛最常见，多呈持续性钝痛或胀痛。

（2）体征：①进行性肝大为最常见的特征性体征之一。②黄疸。③肝硬化征象。

（3）并发症：最严重并发症为肝性脑病常。

4．**辅助检查**

（1）癌肿标志物检测：甲胎蛋白（AFP）。

（2）**B超检查**：肝癌筛查的首选检查方法。

（3）**肝活组织检查**：是确诊肝癌的最可靠方法。

5．**治疗要点**　以**手术切除**为首选治疗。

6．**护理措施**

（1）术前护理

　　①护肝治疗：避免使用红霉素、巴比妥类、盐酸氯丙嗪等有损肝脏的药物。

　　②对肝功能不良伴腹水者，严格控制水和钠盐的摄入量。

　　③预防出血：肝癌合并肝硬化，术前 3 天开始给予维生素 K。避免剧烈咳嗽、用力排便等。应用 H_2 受体阻滞药。

　　④肠道准备：口服新霉素，<u>以减少氨的生成</u>。

　　（2）术后护理

　　①术后早期禁食，术后 24～48 小时肠蠕动恢复后可进食流质。

　　②并发症的观察及护理。出血：血压平稳，可取半卧位。<u>不鼓励病人早期活动，以防止术后肝断面出血</u>。膈下积液及脓肿：影像学检查可明确诊断。应每日更换引流袋；取半坐位。

经典试题

在我国最易引起原发性肝癌的疾病是（C）

　　A. 细菌性肝脓肿　　　B. 脂肪肝　　　C. 肝炎后肝硬化

　　D. 肝血管瘤　　　E. 肝内胆管结石

第五节　胰腺癌病人的护理

高频考点

胰腺癌多发于<u>胰头部</u>。

1. 临床表现

（1）<u>上腹痛</u>：<u>是最早出现的症状</u>。<u>屈膝卧位可稍有缓解</u>。

（2）<u>进行性黄疸</u>：以胰头癌病人最常见。

2. 辅助检查

（1）肿瘤标志物有糖链抗原（CA199）、癌胚抗原（CEA）和胰胚抗原（POA）。

（2）<u>B 超是首选检查方法</u>。

3. 治疗要点　　<u>手术切除是最有效的方法</u>。

4. 护理措施

（1）术前护理

①皮肤瘙痒的护理：<u>嘱病人勿挠抓，可用温水擦拭，涂抹止痒药物。</u>

②肠道准备：<u>术前 3 天开始口服抗生素抑制肠道细菌；术前 2 天给予流质饮食；术前晚清洁灌肠，</u>预防术后腹胀。

（2）术后护理

①术后早期禁食，<u>拔除胃管后予以流质、半流质饮食。</u>

②并发症。<u>胰瘘：最常见的并发症和死亡的主要原因。</u>对合并高血糖者，调节饮食并遵医嘱注射胰岛素；<u>出现低血糖者，适当补充葡萄糖。</u>

5. 健康教育

（1）予以高蛋白、高糖（术后高血糖病人给予低糖）、低脂肪、补充脂溶性维生素饮食。

（2）化疗期间定期复查血常规，<u>白细胞计数低于 4×10^9/L 者，暂停化疗。</u>

（3）定期复查：术后每 3~6 个月复查 1 次。

经典试题

胰头癌最主要的临床表现是（B）

    A. 恶心、呕吐   B. 进行性黄疸   C. 腹胀

    D. 低血糖   E. 乏力，消瘦

第六节 大肠癌病人的护理

高频考点

1. 临床表现

（1）结肠癌

①<u>排便习惯和粪便性状</u>改变：常为首发症状。

②腹痛。

③<u>右半结肠癌</u>以贫血、腹部包块、全身症状多见。<u>左半结肠癌</u>多以肠梗阻、便秘、便血等多见。

（2）直肠癌：早期仅有<u>少量便血</u>或排便习惯改变。后可有里急后重和排便不尽感。<u>黏液血便最常见。</u>

2．辅助检查

（1）**直肠指检**：最主要和直接的方法。

（2）实验室检查：大便隐血试验。

（3）**内镜检查**：是诊断大肠癌最有效、可靠的方法。

（4）血清癌胚抗原（CEA）测定：预测直肠癌的预后和监测。

3．护理措施

（1）术前肠道准备

①饮食准备：术前 3 天进少渣半流质饮食；术前 1～2 天起进无渣流质饮食，给予蓖麻油 30ml，每日上午 1 次。术前 3 天口服全营养素，至术前 12 小时。

②于术前 1 天进行肠道清洁。

③女性病人术前 3 天每晚需行阴道冲洗。

④术日晨置胃管及导尿管。

（2）术后护理

①**半卧位**。

②术后肛门排气或结肠造口开放后可拔除胃管，经口进流质饮食；术后 1 周进少渣半流质饮食，2 周左右可进普食。

③活动：鼓励早期开始。

④引流管护理。留置导尿管：放置 1～2 周，拔管前先试行夹管，可每 4～6 小时或有尿意时开放，以训练膀胱舒缩功能。腹腔引流管：5～7 天后，待引流液量少、色转清可拔除。

⑤肠造口护理。造口开放前护理：肠造口周围用凡士林纱条保护，术后 3 天拆除。造口袋的正确使用与更换：取下造口袋；清洁造口及周围皮肤：使用生理盐水或温水，不用乙醇等消毒剂；裁剪造口袋底板：造口底板孔径大于造口直径 0.2cm；粘贴；扣好造口袋尾部袋夹。饮食指导：食进易消化的熟食；避免食用过多的粗纤维食物以及洋葱、大蒜、豆类、山芋等可产生刺激性气味或胀气的食物；少吃辛辣刺激食物，多饮水。造口常见并发症：造口出血、造口缺血坏死、结肠造口狭窄。

⑥术后并发症。切口感染：有肠造口者，术后 2～3 天

取造口侧卧位。吻合口瘘：术后 7～10 天切忌灌肠。

4．健康教育 用 500～1000ml 37～40℃温水定时结肠灌洗，以训练有规律的肠道蠕动，人为控制排便。定期门诊复查。

经典试题

直肠癌最早出现的症状是（A）

    A．排便习惯改变   B．腹痛   C．便秘

    D．低热   E．消瘦

第七节　肾癌病人的护理

高频考点

1．病因 肾细胞癌的病因不清，是最常见的肾脏恶性肿瘤，发生于肾小管上皮细胞。多累及一侧肾脏，淋巴转移的首站为肾蒂淋巴结。

2．临床表现

（1）肾癌三联症：即血尿、腰痛、肿块。间歇无痛肉眼血尿为常见症状。

（2）副瘤综合征：发热、高血压、高血糖等。

3．辅助检查

（1）B 超：普查肾肿瘤的方法。

（2）CT、MRI：诊断肾癌最可靠的影像学方法。

4．治疗要点 根治性肾切除术。

5．护理措施 术后生命体征平稳后取健侧卧位，避免过早下床。行肾全切术者术后需卧床 3～5 天，行肾部分切除术者需卧床 1～2 周。

第八节　膀胱癌病人的护理

高频考点

膀胱癌是我国最常见的泌尿生殖系统肿瘤。

1．病因 吸烟最常见。

2. 临床表现 **无痛性间歇性肉眼血尿**是最常见和最早出现的症状。

3. **膀胱镜检查** 最直接、最重要的诊断方法。

4. 治疗要点 为预防复发，保留膀胱者术后可膀胱内灌注化疗药物，常用**卡介苗**、丝裂霉素、多柔比星及羟基树碱等。

5. 护理措施

（1）术前护理：行肠道代膀胱术者，须做肠道准备：术前 3 天进少渣半流质饮食，术前 1～2 天起进无渣流质饮食，口服肠道不吸收抗生素，术前 1 天及术晨进行肠道清洁。

（2）术后护理

①半坐卧位。

②引流管护理。输尿管支架管：术后 10～14 天后拔除。代膀胱造瘘管：术后 2～3 周经造影新膀胱无尿瘘及吻合口无狭窄后可拔除。导尿管：待新膀胱容量达 150ml 以上可拔除。盆腔引流管：术后 3～5 天拔除。

③代膀胱冲洗：术后第 3 天开始，每日 1～2 次。

④膀胱灌注化疗：灌注前 4 小时禁饮水。药物需保留 1～2 小时，每 15～30 分钟变换 1 次体位，分别取俯、仰、左、右侧卧位。每日饮水 2500～3000ml，以减少对尿道刺激。

🌱 经典试题

膀胱癌病人在使用顺铂进行化疗前后，需输入大量液体进行水化，是为了防止（B）

    A. 过敏反应   B. 肾功能损害   C. 胃肠道反应

    D. 神经毒性   E. 肝功能损害

第九节 宫颈癌病人的护理

🏃 高频考点

宫颈癌是最常见的妇科恶性肿瘤之一。转移途径的直接蔓延和淋巴转移为主，血行转移极少见。

1. 病因 人乳头瘤病毒感染。

2．临床表现　**接触性出血**。

3．辅助检查

（1）**宫颈刮片细胞学检查**：<u>普查常用方法</u>。

（2）**宫颈和宫颈管活体组织检查**：<u>是确诊的最可靠方法</u>。

4．护理措施

（1）30 岁以上妇女到妇科门诊就医时，应常规接受宫颈刮片检查。

（2）于术前 3 天选用消毒剂或氯己定等消毒宫颈及阴道。术前 6～8 小时禁水。

（3）于术后 48～72 小时取出引流管，术后 7～14 天拔除尿管。拔除尿管前 3 天开始夹管，每 2 小时开放一次，定时间断放尿以训练膀胱功能。

5．健康教育　定期随访复查。<u>术后 2 个月内避免提举重物。避免从事会增加盆腔充血的活动，如跳舞、久站等</u>。

🌱 **经典试题**

患者，女性，38 岁，因阴道出血就诊，诊断为宫颈癌，其中确诊的可靠方法是（B）

A．盆腔检查　　B．宫颈和宫颈管活检　　C．碘试验

D．子宫颈刮片细胞学检查　　　　　　　E．阴道镜检查

第十节　子宫肌瘤病人的护理

🐵 **高频考点**

子宫肌瘤是女性生殖器官中最常见的良性肿瘤，可能与**女性性激素长期刺激**有关。

1．临床表现

（1）月经改变：浆膜下肌瘤、肌壁间小肌瘤的病人常无明显月经改变；<u>大的肌壁间肌瘤致使月经周期缩短，经期延长，经量增多</u>。

（2）下腹部肿块与白带增多。

（3）腹痛、腰酸、下腹坠胀：<u>当浆膜下肌瘤发生蒂扭转</u>

时可出现急性腹痛。

2．治疗要点

（1）非手术治疗

①随访：用于肌瘤小、症状不明显者，或已近绝经期的妇女。

②药物治疗：常用雄激素如丙酸睾酮注射液用以对抗雌激素。

（2）手术治疗是主要治疗方法。

第十一节　卵巢癌病人的护理

高频考点

卵巢癌的死亡率居妇科恶性肿瘤之首。

1．临床表现

（1）早期多无自觉症状。腹胀，腹部出现肿块及腹水。

（2）蒂扭转：典型症状为突然发生一侧下腹剧痛。

2．肿瘤标志物 CA125　对卵巢上皮性肿瘤较为敏感，但特异性不高。

3．术前准备

（1）手术前 1 天护理

①备皮：上自剑突下，下至两大腿上 1/3，包括外阴部，两侧至腋中线。

②消化道准备：灌肠或口服缓泻药。术前 8 小时禁食，术前 4 小时禁饮。

③核对手术者生命体征、药物敏感试验结果、交叉配血情况等。

（2）手术日护理：导尿，术前 0.5 小时给基础麻醉药物。

第十二节　绒毛膜癌病人的护理

高频考点

绒毛膜癌 50%发生于葡萄胎之后。

1．病理　绒毛结构消失。

2．临床表现

（1）原发灶表现：阴道出血、子宫复旧不全或不均匀增大、卵巢黄素化囊肿。

（2）转移灶表现：主要经血行播散，肺转移最常见，表现为咳嗽、胸痛及咯血脑转移为主要死亡原因。

3．辅助检查

（1）HCG 测定：持续高水平或一度下降后又上升，排除妊娠物残留或再次妊娠，可诊断为滋养细胞肿瘤。

（2）胸部 X 线片：棉球状或团块状阴影是肺部转移的典型 X 线表现。

4．治疗要点　以化疗为主，手术和放疗为辅。

5．化疗护理

（1）化疗前应根据体重正确计算和调整药量，在每个疗程的用药前及用药中各测一次体重。

（2）毒副反应

①骨髓抑制（主要）：白细胞$<4.0\times10^9$/L，血小板5.0×10^9/L 不能用药；用药时白细胞$<3.0\times10^9$/L 需考虑停药，$<1.0\times10^9$/L 要进行保护性隔离。

②长春新碱有神经毒性：指（趾）端麻木，复视等。

③环磷酰胺对膀胱有损害。

④皮疹最常见于应用甲氨蝶呤，脱发最常见于应用放线菌素 D（更生霉素）。

⑤化疗停止>12 个月方可妊娠。

经典试题

侵蚀性葡萄胎与绒毛膜癌最常见的转移部位是（C）

　A．卵巢　　B．骨骼　　C．肺　　D．淋巴　　E．肾

第十三节　葡萄胎及侵蚀性葡萄胎病人的护理

高频考点

1. 葡萄胎　葡萄胎是一种滋养细胞的良性病变。

(1) 临床表现：<u>停经后阴道出血：为最常见的症状。</u>

(2) 辅助检查

①产科检查：子宫大于停经月份，较软，腹部检查扪不到胎体。

②HCG 测定：持续高值。

③超声检查：确诊的最重要辅助检查。增大的子宫区充满<u>长形雪花状光片</u>。

(3) 治疗要点：一旦确诊应及时清除子宫腔内容物。

(4) 健康教育

①刮宫手术后禁止性生活及盆浴 1 个月以防感染。

②定期随访，<u>随访期间必须严格避孕 1 年，**首选避孕套**，不选用宫内节育器或含有雌激素的避孕药。</u>

2. 侵蚀性葡萄胎　多发生在葡萄胎清除后 6 个月内。

(1) 不规则阴道出血是侵蚀性葡萄胎最常见的症状。<u>最常见的转移部位是**肺**。</u>

(2) 组织学诊断：在子宫肌层或子宫外转移灶中若见到绒毛或退化的绒毛阴影，则诊断为侵蚀性葡萄胎。

(3) 治疗和护理：同绒毛膜癌。

经典试题

确诊葡萄胎最重要的辅助检查是（B）

A. 血 HCG 测定　　B. B 超检查　　C. 多普勒胎心听诊检查

D. 产科检查　　E. 腹部 X 线检查

第十四节　白血病病人的护理

高频考点

1. 病因　<u>与病毒、化学、放射、遗传因素有关。</u>

2．急性白血病

（1）临床表现

①**贫血**：首发症状，呈进行性加重。

②**发热**：最常见。主要死因为严重感染。

③**出血**：血小板减少。

④中枢神经系统白血病（CNSL）：头痛、头晕，重者可有呕吐、视盘水肿、视物模糊、昏迷等。

（2）辅助检查

①**血象**：白细胞 $>10\times10^9/L$。

②**骨髓穿刺检查可确诊**。

（3）治疗要点

①**化学治疗**：目前白血病治疗最主要的方法。诱导缓解：完全缓解即病人的症状和体征消失,外周血象和骨髓象基本正常。缓解后治疗。

②CNSL：药物鞘内注射治疗或脑脊髓放疗。常选用甲氨蝶呤、阿糖胞苷等。

（4）护理措施

①出血：注意观察**颅内出血先兆**。若血小板计数 $<50\times10^9/L$,应减少活动；严重出血或血小板计数 $<20\times10^9/L$ 者,必须绝对卧床休息。

②化疗不良反应的护理。静脉炎及组织坏死：首选中心静脉置管。生理盐水冲管,确定注射针头在静脉内方可注药,推注速度要慢,边推边抽回血,注药毕再用生理盐水冲管。化疗药物外渗时立即停止注入，边回抽边退针。**骨髓抑制**：遵医嘱定期检查血象。柔红霉素、高三尖杉酯碱：心肌及心脏传导损害,用药前、后应监测病人的心率、节律及血压；静脉滴注 <40 滴/分。甲氨蝶呤、门冬酰胺酶：肝功能损害,定期监测肝功能。长春新碱：末梢神经炎、手足麻木感,停药后可逐渐消失。环磷酰胺：出血性膀胱炎,应多饮水,有血尿应停药。

3．慢性髓细胞白血病

（1）临床表现

①**慢性期**：巨脾为最突出的体征。

②**加速期**：原因不明的高热、虚弱、体重下降等。

③**急变期**：表现与急性白血病类似。

（2）治疗要点：化学治疗首选**羟基脲**。

（3）护理措施

①左侧卧位，尽量避免弯腰和碰撞腹部，以避免脾破裂。

②给予**别嘌醇和碳酸氢钠**，以预防尿酸性肾病。

经典试题

急性淋巴细胞白血病病人化疗时应重点监测的项目是（D）

　A．呼吸　　　　　　B．血压　　　　　　C．皮疹

　D．血常规　　　　　E．消化道反应

第十五节　骨肉瘤病人的护理

高频考点

骨肉瘤好发于长管状骨干骺端。疼痛，以夜间为甚。**肺转移**发生率较高。

1．辅助检查　Codman 三角、**日光射线现象**。

2．治疗要点　术前、后大剂量化疗+手术。

3．护理措施

（1）化疗护理：药物一旦外渗，立即停止滴注，局部用 50%硫酸镁湿敷。若白细胞降至 3×10^9/L，血小板降至 80×10^9/L，可停药。

（2）截肢术后的护理

①体位：术后24～48小时应抬高患肢，预防肿胀。仰卧位时，不可抬高患肢。

②幻肢痛：应用放松疗法等心理治疗手段逐渐消除幻肢感。

③术后2周，伤口愈合后开始残肢功能锻炼。

第十六节　颅内肿瘤病人的护理

高频考点

1. **临床表现**　颅内压增高、脑疝等。

2. **辅助检查**　CT、MRI是诊断颅内肿瘤的首选方法。

3. **治疗要点**　<u>降低颅内压</u>；手术治疗是最直接、有效的方法。

4. **护理措施**

(1)幕上开颅术后病人应卧向健侧。幕下开颅术后早期宜无枕侧卧或侧俯卧位；经口鼻蝶窦入路术后取半卧位。搬动病人或为病人翻身时，应有人扶持头部使头颈部成一直线。

(2)创腔引流瓶（袋）高度与头部创腔保持一致。一旦血性脑脊液转清，即拔除引流管，以免形成脑脊液漏。

(3)**并发症**：①颅内压增高、脑疝；②脑脊液漏；③尿崩症，每1000ml尿补充1g KCl。

第十七节　乳腺癌病人的护理

高频考点

乳腺癌是<u>女性最常见的癌症死亡原因</u>。

1. **临床表现**

(1)乳房肿块：早期出现无痛性、单发小肿块。多位于外上象限，质硬，不易被推动。

(2)乳房外形改变：①<u>酒窝征</u>，肿瘤累及Cooper韧带所致；②<u>橘皮征</u>，皮下淋巴管被癌细胞堵塞所致。

(3)淋巴转移：最初多见于患侧腋窝。

2. **钼靶X线摄片**　普查，是早期发现乳腺癌的最有效方法。

3. **护理措施**

(1)停止妊娠或哺乳。

(2)术后护理

①取<u>半卧位</u>。

②手术部位用弹力绷带加压包扎，使皮瓣紧贴胸壁，防止积液积气。

③术后 4～5 天，若引流液转为淡黄色、量＜每日 10～15ml，创面与皮肤紧贴，按压伤口周围皮肤无空虚感，即可考虑拔管。

④患侧上肢肿胀：勿在患侧上肢测血压、抽血、做静脉或皮下注射等。保护患侧上肢：平卧时患肢下方垫枕抬高 10°～15°；半卧位时屈肘 90°放于胸腹部；下床活动时用吊带托，需要他人扶持时只能扶健侧；避免患肢下垂过久。

⑤气胸：病人若感胸闷、呼吸困难，应做肺部听诊、叩诊和 X 线检查，以尽早治疗。

⑥患侧上肢功能锻炼：术后 24 小时内：活动手指和腕部，可做伸指、握拳、屈腕等锻炼。术后 1～3 天：进行上肢肌肉等长收缩。术后 4～7 天：用患侧手洗脸、刷牙、进食等。术后 1～2 周：进行肩部活动、手指爬墙运动等；术后 7~10 天不外展肩关节；不要以患侧肢体支撑身体。

4. **健康教育** ①近期避免患侧上肢搬动或提拉过重物品，继续进行功能锻炼。②术后 5 年内避免妊娠，防止乳腺癌复发。③坚持放疗、化疗。④每月进行 1 次乳房自检。

经典试题

乳腺癌特征性的乳房改变是（B）

A. 无痛性肿块　　　B. 酒窝征　　　C. 乳头内陷

D. 乳头溢液　　　E. 乳房肿痛

第十八节 子宫内膜癌病人的护理

高频考点

1. 临床表现　绝经后不规则阴道出血。

2. 分段诊断性刮宫　最常用且最有价值的诊断方法。病理检查结果是确诊子宫内膜癌的依据。

3. 治疗要点　首选手术治疗。

4. 定期随访 术后 2 年内,每 3～6 个月 1 次;术后 3～5 年每 6～12 个月 1 次。

经典试题

子宫内膜腺癌病人最常用的治疗方案是（B）

　A. 化疗　　　　B. 手术治疗　　　C. 中药治疗

　D. 放疗　　　　E. 放化疗结合

第十九节　原发性支气管肺癌病人的护理

高频考点

支气管肺癌多数起源于支气管黏膜上皮。

1. 病因与分类

（1）吸烟:是肺癌的重要致病因素。

（2）按细胞类型分类:①鳞癌,最常见,以中心型肺癌多见。②腺癌。③大细胞癌。④小细胞癌:恶性程度高。

（3）淋巴转移:是常见的扩散途径。

2. 临床表现

（1）呼吸系统:咳嗽（最常见的早期症状,为刺激性干咳,呈高调金属音）、血痰（中心型肺癌多见）、胸痛、胸闷。

（2）全身症状:发热。

（3）肿瘤蔓延和转移征象

①压迫或侵犯膈神经:引起同侧膈肌麻痹。

②喉返神经:声带麻痹、声音嘶哑。

③上腔静脉:可出现头痛、头晕或晕厥。

④胸膜及胸壁:剧烈持续的胸痛和胸腔积液。

⑤侵入纵隔压迫食管:吞咽困难,支气管食管瘘。

⑥上叶顶部肺癌:引起颈交感神经综合征表现。

⑦肿瘤远处转移征象。

（4）胸外表现:副癌综合征。

3. 痰细胞学检查 是肺癌普查和诊断的一种简便有效的方法。

4. 化疗 小细胞癌对化学治疗特别敏感，鳞癌次之，腺癌最差。

5. 护理措施

（1）术后护理

①体位：a. **半坐卧位**。b. 肺段切除术或楔形切除术者，尽量选择**健侧卧位**；全肺切除术者取 1/4 侧卧位；血痰或支气管瘘管者，取患侧卧位。

②病人清醒后立即鼓励并协助其深呼吸和咳嗽。咳嗽前给病人叩背（由下向上，由外向内）。

③全肺切除术后病人的胸腔引流管呈**钳闭状态**。放液量**不宜超过每次** 100ml，速度宜慢。

④全肺切除术后应控制钠盐摄入量，24 小时补液量＜2000ml，速度**每分钟 20～30 滴**。

⑤早期下床活动以预防肺不张。

⑥并发症。出血：引流的血性液体量多（每小时 100～200ml）、呈鲜红色。肺炎和肺不张：烦躁不安、不能平卧、心动过速。支气管胸膜瘘：多发生于术后 1 周。可用亚甲蓝注入胸膜腔，病人咳出带有亚甲蓝的痰液即可确诊。一旦发生，置病人于患侧卧位。

（2）化疗的护理

①每周检查血常规一次，白细胞＜3.5×10^9/L 者应遵医嘱停药或减量。血小板＜80×10^9/L，白细胞＜1.0×10^9/L 时，应做好保护性隔离。血小板＜50×10^9/L 时避免外出，＜20×10^9/L 时要绝对卧床休息，限制活动。

②指导病人保持皮肤清洁、干燥，不用刺激性物质如肥皂等；若怀疑药物外渗即停止输液。环磷酰胺的不良反应是出血性膀胱炎。

6. 健康教育 若有伤口疼痛、剧烈咳嗽及咯血等症状或进行性倦怠，应返院复诊。

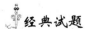经典试题

临床上最常见的肺癌病理类型是（A）

A. 鳞癌　　　B. 小细胞未分化癌　　　C. 细支气管肺泡癌

D. 腺癌　　　E. 大细胞癌

附：全身麻醉病人的护理

高频考点

1. 麻醉前

（1）术前常规**禁食 12 小时、禁饮 4 小时**。

（2）麻醉前用药：抗胆碱能药、镇静催眠药、镇痛药、抗组胺药。

（3）术前应对部分麻醉药品常规做过敏试验。

2. 并发症

（1）反流与误吸：应减少胃内物滞留，促进胃排空。麻醉未清醒时取平卧位，头偏向一侧；麻醉清醒后，可取斜坡卧位。

（2）呼吸道梗阻

①上呼吸道梗阻：不全梗阻表现为呼吸困难并有鼾声；完全梗阻时有鼻翼扇动和三凹征。一旦发生，迅速将下颌托起，放入口咽或鼻咽通气管。喉头水肿者，给予糖皮质激素，严重者行气管切开。

②下呼吸道梗阻：轻者出现肺部啰音，重者出现呼吸困难、潮气量降低。

（3）通气量不足：表现为 CO_2 潴留或（和）低氧血症，血气分析示 $PaCO_2 > 50mmHg$。应给予机械通气。

（4）低血压：指麻醉期间收缩压下降超过基础值的 30% 或绝对值低于 80mmHg。一旦发生，首先减浅麻醉。

（5）高血压：收缩压高于基础值的 30% 或高于 160mmHg。

（6）若全身麻醉后超过 2 小时意识仍不恢复，在排除昏迷后，即可认为是麻醉苏醒延迟。

第十四章 血液、造血器官及免疫疾病病人的护理

第一节 血液及造血系统的解剖生理

高频考点

1. 造血器官和组织 <u>骨髓（最主要的）、脾、淋巴结及淋巴组织和单核-吞噬细胞系统</u>。

2. 小儿 出生后 4~6 天中性粒细胞与淋巴细胞比例相等；至4~6岁时两者又相等。

经典试题

正常小儿白细胞分类出现两次交叉的时间（或年龄）分别是（B）

A. 出生后 2~4 天和 1~3 岁

B. 出生后 4~6 天和 4~6 岁

C. 出生后 6~8 天和 4~6 岁

D. 出生后 8~10 天和 8~10 岁

E. 出生后 13~15 天和 13~15 岁

第二节 缺铁性贫血病人的护理

高频考点

1. 临床表现 面色苍白、乏力、易倦、头晕等。

2. 护理措施 多吃含铁丰富食物。两餐之间服用铁剂，<u>避免与牛奶、茶、咖啡同服，可与维生素 C、乳酸同服</u>，口服液体铁剂时须使用吸管，服药后漱口。若自测脉搏 ≥100 次/分或出现明显心悸、气促时，应停止活动。

经典试题

有关口服铁剂的注意事项，错误的是（E）

A. 向患者说明服用铁剂后可出现黑粪

B. 服用铁剂前后 1 小时禁饮浓茶

C. 避免铁剂溶液与牛奶同服

D. 服铁剂溶液后及时漱口

E. 症状改善后可停药

第三节 营养性巨幼细胞贫血病人的护理

📖 高频考点

1. **病因** 缺乏维生素 B_{12} 和（或）叶酸。

2. **临床表现** 皮肤蜡黄，口唇、指甲等处苍白。毛发细稀黄，虚胖。伴有肝脾大。

3. **辅助检查** 血清维生素 B_{12}＜100ng/L，叶酸＜3μg/L。

4. **护理措施** 严重贫血者适当限制活动。指导喂养。补充维生素 B_{12} 和叶酸。维生素 B_{12} 治疗有效首先表现为精神、食欲好转。

📖 经典试题

8 个月小儿，面黄来诊，自幼母乳喂养，未加辅食，初诊为营养性巨幼红细胞贫血。下述哪项处理最重要（B）

A. 增加辅助食品　　B. 使用维生素 B_{12}、叶酸

C. 口服铁剂　　　　D. 口服维生素 C　　　　E. 输血

第四节 再生障碍性贫血病人的护理

📖 高频考点

1. **病因** 药物及化学物质（氯霉素最多见）、物理因素、病毒感染。

2. **临床表现** 进行性贫血、出血、感染，但多无肝、脾、淋巴结肿大。

3. **辅助检查** 符合下列三项中的两项可确诊：①血红蛋白＜100g/L；②中性粒细胞绝对值（ANC）＜1.5×10^9/L；

③血小板$<50×10^9$/L。

4．护理措施

（1）粒细胞绝对值$≤0.5×10^9$/L者，保护性隔离。

（2）高热者物理降温；伴出血者禁用酒精擦浴。

（3）重度贫血卧床休息。

（4）雄激素为治疗慢性再障首选药物。局部注射丙酸睾酮常可形成硬块，应采取深部、缓慢、分层肌内注射，轮换注射部位，检查局部有无硬结。

经典试题

再生障碍性贫血患者常出现的体征应除外下列哪一项（D）

　A．面色苍白　　　　B．肺部感染　　C．口咽、肛周感染

　D．肝脾大　　　　　E．皮肤黏膜出血

第五节　血友病病人的护理

高频考点

1．临床表现　出血及血肿压迫。

2．护理措施　不要过度负重或进行剧烈的接触性运动；术前补充足够量的凝血因子。禁止使用静脉留置套管针。密切监测病人生命体征及出血情况。

第六节　特发性血小板减少性紫癜病人的护理

高频考点

1．病因　自身免疫性疾病。

2．临床表现

（1）急性型：自发性皮肤、黏膜出血为突出表现，针尖大小出血点，或瘀斑、紫癜，四肢较多。

（2）慢性型：皮肤、黏膜出血，可持续性或反复发作出血。

3．辅助检查　血小板计数常$<100×10^9$/L，急性发作期血小板计数常$<20×10^9$/L。

4. 治疗要点 忌用抑制血小板功能的药物，如阿司匹林等。

5. 护理措施

（1）口、鼻黏膜出血可用浸有 1%麻黄碱或 0.1%肾上腺素的棉球局部压迫止血。

（2）急性期应减少活动，减少肌内注射或深静脉穿刺，禁食坚硬、多刺的食物。

（3）监测生命体征，及时发现失血性休克和颅内出血征象。

经典试题

特发血小板减少性紫癜护理体检可见的主要表现是（E）

　　A．口周疱疹　　　　　B．尿血　　　　　C．肝大
　　D．月经过多　　　　　E．皮肤黏膜出血

第七节　过敏性紫癜病人的护理

高频考点

1. 临床表现 皮肤紫癜：为首发症状，反复出现为本病特征。

2. 护理措施 患儿腹痛时应卧床休息，按医嘱使用肾上腺皮质激素。

经典试题

过敏性紫癜的首发症状是（A）

　　A．皮肤紫癜　　　　B．突发性腹痛　　　C．可累及大关节
　　D．可出现血尿和蛋白尿　　　　　　　　E．脐周疼痛

第八节　弥散性血管内凝血病人的护理

高频考点

1. 病因 感染（最多见）、恶性肿瘤、病理产科、手术与创伤。

2. 临床表现 常见的是出血、休克、栓塞与溶血。

3. 治疗要点 肝素是 DIC 首选的抗凝疗法。

4. 护理措施

（1）监测凝血活酶时间（APTT）。若肝素过量而致出血，可用**鱼精蛋白**。休克病人取中凹位，呼吸困难严重者可取半坐卧位。

（2）肺栓塞表现为突然胸痛、呼吸困难、咯血；脑栓塞引起头痛、抽搐、昏迷等；肾栓塞可引起腰痛、血尿、少尿或无尿。

经典试题

肝素用于 DIC 早期的抗凝治疗，在注射前后需测定（A）

A. 凝血时间　　　　B. 出血时间　　　　C. 血小板计数

D. 红细胞计数　　　E. 纤维蛋白原含量

第十五章　内分泌、营养及代谢疾病病人的护理

第一节　内分泌系统的解剖生理

高频考点

1. 内分泌腺、内分泌组织和细胞

（1）内分泌腺直接由下丘脑所调控，下丘脑具有神经分泌细胞的功能。

（2）垂体分为腺垂体和神经垂体。

（3）甲状腺是人体最大的内分泌腺体，所分泌的激素可促进机体能量代谢、物质代谢和生长发育。

（4）甲状旁腺激素（PTH），维持血钙平衡。

（5）胰岛 B 细胞：分泌胰岛素；胰岛 A 细胞：分泌胰高血糖素。

（6）去甲肾上腺素可升高血压。肾上腺素化学本质为儿茶酚胺。

2. 内分泌系统的功能调节　反馈控制是内分泌系统的主要调节机制。

经典试题

促进能量代谢、物质代谢和生长发育的激素有（D）

　　A. 肾上腺素　　　　B. 胰岛素　　　　C. 生长激素

　　D. 甲状腺素　　　　E. 抗利尿激素

第二节　单纯性甲状腺肿病人的护理

高频考点

1. 病因　碘缺乏是地方性甲状腺肿的主要原因。

2. 临床表现　甲状腺肿大。

3. 治疗要点　避免大剂量碘治疗，以免诱发碘甲状腺功能亢进。

4. 护理措施　观察甲状腺药物的疗效及不良反应。<u>指导病人多进食含碘丰富的食物</u>。提供心理支持。

经典试题

患者，女性，16 岁，弥漫性单纯性甲状腺肿，甲状腺肿较明显，主要治疗措施为（E）

A. 不予处理

B. 多食含碘食物

C. 补充维生素 D_3

D. 甲状腺大部分切除

E. 给予小剂量甲状腺素

第三节　甲状腺功能亢进症病人的护理

高频考点

1. 病因　<u>免疫因素是本病的直接致病原因</u>。

2. 临床表现

（1）甲状腺毒症表现：<u>疲乏无力、怕热多汗、多食善饥、消瘦；神经过敏、多言好动、焦躁易怒、紧张不安、失眠、记忆力减退、注意力不集中</u>。

（2）甲状腺肿：<u>甲状腺上下极可触及震颤，闻及血管杂音</u>。

（3）<u>突眼</u>。

（4）甲状腺危象：原有的甲状腺功能亢进症状加重，高热（体温＞39℃），<u>心动过速（140～240 次/分）</u>。

3. 辅助检查　<u>血清总甲状腺素(T_3、T_4)是判定甲状腺功能最基本的筛选指标</u>，甲状腺功能亢进时增高。基础代谢率＝脉压＋脉率－111，测定在清晨、静卧、空腹状态下进行。

4. 治疗要点　<u>放射性 ^{131}I 治疗，可造成永久性甲状腺功能减退</u>。手术并发症喉返神经损伤可逐渐恢复。<u>抑制 TH 合成首选丙硫氧嘧啶</u>。抑制 TH 释放可用复方碘口服溶液或碘化钠。

5. 护理措施

（1）给予高热量、高蛋白、高维生素及矿物质丰富的饮食。给予充足的水分。禁食刺激性的食物及饮料。避免进食含碘丰富的食物。

（2）抗甲状腺药物的常见不良反应：①粒细胞减少，注意预防感染。外周血白细胞低于 3×10^9/L 或中性粒细胞低于 1.5×10^9/L，则立即停药。②药疹。③若发生中毒性肝炎、肝坏死、精神病、胆汁淤滞综合征、狼疮样综合征、味觉丧失等，立即停药。

（3）高热护理：禁用阿司匹林，因阿司匹林与甲状腺结合球蛋白结合而释放游离甲状腺激素，使病情加重。

（4）眼部护理：外出戴深色眼镜。以眼药水湿润眼睛，避免过度干燥。睡觉或休息时，抬高头部。限制钠盐摄入，遵医嘱适量使用利尿药。

（5）若发生甲状腺危象，病人应绝对卧床休息，呼吸困难时取半卧位，立即给氧，迅速建立静脉通路。

经典试题

甲状腺功能亢进患者服用甲基硫氧嘧啶后需要观察的主要副作用是（B）

A. 静脉炎　　B. 粒细胞减少　　C. 药疹

D. 胃肠道不适　　E. 听神经损伤

第四节　甲状腺功能减退症病人的护理

高频考点

1. 临床表现　记忆力减退、智力低下、反应迟钝、精神抑郁、便秘、月经不调、肌肉痉挛等。黏液性水肿昏迷：嗜睡，低体温（体温<35℃），呼吸减慢，心动过缓，反射减弱或消失。社交障碍等。

2. 辅助检查　血清 TSH 增高、FT_4 降低。

3. 治疗要点　替代治疗：首选左甲状腺素。

4. 护理措施　给予高蛋白、高维生素、低钠、低脂肪饮食。终身替代治疗者，不可随意停药或变更剂量，如出现多食消瘦、脉搏＞100次/分、心律失常、体重减轻、发热、大汗等情况时，及时报告医生。

经典试题

不符合甲状腺功能减退症的临床表现是（E）

 A. 记忆力减退，反应迟钝 B. 窦性心动过缓

 C. 女性月经过多   D. 寒冷时有暂时性肌强直、痉挛

 E. 排便次数增加

第五节　库欣综合征病人的护理

高频考点

 1. 临床表现　向心性肥胖、满月脸、多血质，紫纹，高血压，皮肤薄等。

 2. 辅助检查　血浆皮质醇水平增高且昼夜节律消失。

 3. 护理措施　进低钠、高钾、高蛋白、低糖类、低热量的食物。出现低钾症状和体征时，及时处理。

经典试题

库欣综合征的典型临床表现不包括（A）

 A. 低血压 B. 向心性肥胖 C. 皮肤紫纹

 D. 皮肤变薄 E. 多血质

第六节　糖尿病病人的护理

高频考点

 1. 病因及发病机制　胰岛 B 细胞分泌胰岛素缺陷和（或）外周组织胰岛素利用不足。1 型糖尿病：胰岛素依赖型。2 型糖尿病：非胰岛素依赖型。

2．临床表现

（1）多尿、多饮、多食和体重减轻。皮肤瘙痒。

（2）并发症

①糖尿病酮症酸中毒（DKA）：呼吸深快有烂苹果味（丙酮味）。

②感染：以皮肤、泌尿系统多见。

③低血糖：指血糖≤2.8mmol/L，而糖尿病病人血糖值≤3.9mmol/L 就属于低血糖。表现为面色苍白、心慌、出虚汗、全身无力，继而神志恍惚等。

④血管病变：高血压、冠心病、脑血管意外、视网膜病变、肾衰竭、下肢坏疽等。

⑤糖尿病肾病：尿蛋白逐渐增多，可伴有水肿和高血压。

⑥糖尿病神经病变：肢端感觉异常，伴麻木、烧灼、针刺感。

⑦糖尿病足：足部溃疡与坏疽。自觉症状：冷感、酸麻、疼痛和间歇性跛行。

3．辅助检查

（1）空腹血糖≥7.0mmol/L 和（或）餐后 2 小时血糖≥11.1mmol/L 可确诊本病。空腹血糖正常值为 3.9～6.0mmol/L，餐后 2 小时正常血糖<7.8mmol/L。

（2）OGTT 中 2 小时血浆葡萄糖≤7.7mmol/L 为正常；7.8～11.0mmol/L 为糖耐量减低；≥11.1mmol/L 考虑为糖尿病。

（3）尿微量白蛋白排泄率是早期诊断糖尿病肾病的重要指标。

4．治疗要点　糖尿病教育、饮食治疗、运动锻炼、药物治疗和自我监测；降糖、降压、调脂和改变不良生活习惯。

（1）磺脲类：作用于胰岛 B 细胞表面的受体促进胰岛素释放。双胍类：增加肌肉等外周组织对葡萄糖的摄取和利用。α 葡萄糖苷酶抑制药：降低餐后高血糖。

（2）输液是抢救 DKA 的首要措施。

5．护理措施

（1）每天 3 餐 1/5、2/5、2/5 或各按 1/3 分配，可少食

多餐。

（2）有氧运动为主。运动量简单计算方法为：心率＝170－年龄。步行可作为首选的锻炼方式。身体出现不适感时应暂停运动。当血糖＞14mmol/L，应减少活动，增加休息时间。

（3）磺脲类降糖药治疗应从小剂量开始，于早餐前半小时口服。双胍类药物餐中或餐后服药或从小剂量开始可减轻不适症状。α葡萄糖苷酶抑制药应与第一口饭同时服用。

（4）使用胰岛素的护理：采用 1ml 注射器抽药，避免振荡。短效胰岛素于饭前半小时皮下注射。先抽吸短效胰岛素，再抽吸长效胰岛素。未开封的胰岛素放于冰箱 4～8℃冷藏保存。胰岛素采用皮下注射法，宜选择皮肤疏松部位如上臂三角肌、臀大肌、大腿前侧、腹部等，注射部位要经常更换，选择无硬结的部位。

（5）积极防治并发症：加强足部护理，每天检查足部 1次，协助病人通过运动促进肢体血液循环。

（6）低血糖：立即抽血检查血糖，并应尽快给予糖分补充。

经典试题

对于胰岛素使用的注意事项，以下不正确的是（E）

　A. 注射胰岛素易引起低血糖

　B. 0～4℃冰箱保存，禁止冷冻

　C. 根据血糖监测结果，及时调整胰岛素剂量

　D. 胰岛素宜在餐前注射

　E. 在抽取时先抽中、长胰岛素，再抽普通胰岛素

第七节　痛风病人的护理

高频考点

1. **病因**　遗传性疾病，先天性腺嘌呤代谢异常所致。痛风的生化标志是高尿酸血症。导致高尿酸血症主要为尿酸生成过多和肾对尿酸排泄减少。

2．临床表现 急性关节炎期为痛风的首发症状。最易受累部位是跖关节。痛风性肾病是痛风特征性的病理变化之一。可出现肾功能不全表现。

3．辅助检查 血尿酸男性＞420μmol/L，女性＞350μmol/L 则可确定为高尿酸血症。

4．治疗要点 控制总热量摄入；限制嘌呤食物，严禁饮酒；多饮水，每日 2000ml 以上。秋水仙碱：为治疗痛风急性发作的特效药；糖皮质激素，停药后易出现症状"反跳"。

5．护理措施

（1）急性关节炎期绝对卧床休息，抬高患肢。关节痛缓解 72 小时后，方可活动。

（2）腕或肘关节受累时可给予冰敷或 25%硫酸镁湿敷。

（3）避免进食高嘌呤食物，如动物内脏、鱼虾类、蟹类、肉类、菠菜、蘑菇、黄豆、扁豆、豌豆、浓茶等。可进食碱性食物。

（4）秋水仙碱一般口服，静脉用药若发生严重不良反应应立即停药。

经典试题

痛风病人不需要加以限制的食物有（B）

A．豆腐　　B．鸡蛋　　C．红酒　　D．蘑菇　　E．虾、蟹

第八节　营养不良病人的护理

高频考点

1．病因 喂养不当是导致婴儿营养不良的主要原因。

2．临床表现 最早出现的症状是体重不增，皮下脂肪的消耗首先累及腹部。腹部皮下脂肪层厚度是判断营养不良程度的重要指标之一。营养性贫血是最常见并发症。营养不良分为三度（表 15-1）。

表15-1 婴幼儿不同程度营养不良的特点

	营养不良程度		
	Ⅰ度（轻）	Ⅱ度（中）	Ⅲ度（重）
体重低于正常均值	15%～25%	25%～40%	40%以上
腹部皮下脂肪厚度	0.8～0.4cm	<0.4cm	消失
身高（长）	尚正常	低于正常	明显低于正常
消瘦	不明显	明显	皮包骨样
皮肤	尚正常	干燥、苍白	明显苍白
肌张力	正常	明显降低、肌肉萎缩	明显苍白、无弹性，可出现瘀点
精神状态	正常	烦躁不安	萎靡、反应低下，抑制与烦躁交替

3．辅助检查 最突出的表现是血清白蛋白浓度降低。

4．护理措施 饮食管理：由少到多、由稀到稠、循序渐进，逐渐增加饮食，直至恢复正常。**苯丙酸诺龙的主要药理作用是促进蛋白质的合成**。

经典试题

1．重度营养不良患儿腹部皮下脂肪厚度应是（E）

    A．0.7～0.8cm   B．0.5～0.6cm   C．0.3～0.4cm

    D．0.4～0.8cm   E．基本消失

2．营养不良患儿变化最为显著的血清学指标是（E）

    A．红细胞计数   B．淋巴细胞计数   C．白细胞计数

    D．血清白蛋白浓度   E．血红蛋白浓度

第九节 小儿维生素 D 缺乏性佝偻病的护理

高频考点

1. **维生素 D 的来源** 维生素 D_3 由 7-脱氢胆固醇经紫外线的光化学作用转变而成，是人类维生素 D 的主要来源。

2. **病因** 围生期维生素 D 不足，日光照射不足，维生素 D 摄入不足等。

3. **临床表现**

（1）初期：易激惹、烦躁、睡眠不安、夜间啼哭。出现枕秃。

（2）激期：骨骼改变、运动功能及智力发育迟缓。

①骨骼改变：颅骨软化；方颅，鞍状或十字状颅形；前囟增宽及闭合延迟。胸廓畸形，佝偻病串珠，郝氏沟；鸡胸；漏斗胸。四肢可出现佝偻病手镯或足镯；行走时出现膝内翻（"O"形腿）或膝外翻（"X"形腿）畸形。

②肌张力低下，头颈软弱无力，运动功能落后。出现蛙腹。

（3）恢复期。

（4）后遗症期：遗留不同程度的骨骼畸形。

4. **治疗要点** 口服维生素 D 为主，剂量为每日 2000～4000U，1 个月后改预防量，每日 400U。

5. **护理措施**

（1）保证每日 1～2 小时户外活动时间，冬季室内活动时开窗。

（2）避免早坐、久坐；避免早站、久站和早行走。

（3）"O"形腿按摩外侧肌，"X"形腿按摩内侧肌。

（4）新生儿出生 2 周后每日给予维生素 D400～800U。

经典试题

患儿，男，4 个月，诊断为维生素 D 缺乏性佝偻病，其特征性病变部位为（D）

A. 皮肤　　B. 肌肉　　C. 大脑　　D. 骨骼　　E. 血液

第十节 小儿维生素 D 缺乏性手足搐搦症的护理

高频考点

1．病因 血清离子钙降低是引起惊厥、喉痉挛、手足抽搐的直接原因。

2．临床表现 惊厥、手足抽搐、喉痉挛发作（吸气时喉鸣）。隐匿型面神经征、陶瑟征、腓反射阳性。

3．治疗要点 常用 10%葡萄糖酸钙 5～10ml，以 10%～25%葡萄糖液稀释 1～3 倍后缓慢推注（10 分钟以上）。

4．护理措施

（1）静脉注射钙剂时需缓慢推注或滴注，并监测心率。

（2）指导家长小儿惊厥、喉痉挛发作时的处理方法，如使患儿平卧，松开衣领，颈部伸直，头后仰，以保持呼吸道通畅，同时呼叫医护人员。

经典试题

婴儿手足搐搦症最主要的原因是（B）

A．血清钙增高 　　B．血清钙降低 　　C．血清钾增高

D．血清钾减低 　　E．钙磷乘积＜30

第十六章　神经系统疾病病人的护理

第一节　神经系统解剖生理

高频考点

1. 神经系统　由周围神经系统和中枢神经系统组成。前者包括十二对脑神经、脊神经及内脏神经，后者由脑和脊髓所组成。脑分为大脑、间脑、脑干和小脑。

2. 小儿　脑缺氧的耐受性较成人更差。

第二节　颅内压增高与脑疝病人的护理

高频考点

1. 颅内压增高　颅内压高于 $200mmH_2O$。

（1）正常颅内压：成年人 $70\sim200mmH_2O$，儿童 $50\sim100mmH_2O$。

（2）临床表现

①持续性头痛，阵发性加剧。

②喷射状呕吐。

③视盘水肿。

④进行性意识障碍，Cushing 综合征（血压高、脉慢、呼吸慢）。

⑤婴幼儿：囟门饱满、骨缝分离。

（3）辅助检查：有明显颅内压增高症状和体征者禁忌腰椎穿刺。

（4）治疗要点：20%甘露醇脱水降颅压治疗；地塞米松；抗感染；过度换气；冬眠低温治疗。颅内占位性病变，手术切除。

（5）护理措施

①抬高床头 $15°\sim30°$，给氧。

②防止颅内压骤升：避免情绪激动、剧烈咳嗽和便秘；

禁忌高压灌肠。

③应给予冬眠药物,再物理降温措施;停止时顺序相反。

④保持引流管开口高于侧脑室平面 10～15cm。

⑤缓解疼痛:禁用吗啡、哌替啶。

2．急性脑疝

（1）临床表现

①小脑幕切迹疝:颅内压增高症状。进行性意识障碍。瞳孔改变:脑疝初期患侧瞳孔缩小,随之散大。晚期,对侧相继出现类似变化。血压骤降,脉搏快弱,呼吸、心搏相继停止而死亡。

②枕骨大孔疝:剧烈头痛;生命体征紊乱出现较早,意识障碍出现较晚。病人早期即可突发呼吸骤停而死亡。

（2）治疗要点:立即给予脱水治疗,脑脊液分流术等降低颅内压。

（3）护理措施

①纠正脑组织灌注不足:快速输入甘露醇。保持呼吸道通畅,吸氧。

②密切观察病情变化。

经典试题

急性颅内压增高病人伴随的生命体征为（D）

　A．血压下降,脉搏缓慢,呼吸深慢

　B．血压升高,脉搏加快,呼吸急促

　C．血压升高,脉搏加快,呼吸深慢

　D．血压升高,脉搏缓慢,呼吸深慢

　E．血压下降,脉搏细速,呼吸急促

第三节　头皮损伤病人的护理

高频考点

1．头皮血肿

（1）临床表现

①皮下血肿：血肿小，张力高、压痛明显。

②帽状腱膜下血肿：出血较易扩散。

③骨膜下血肿。

（2）治疗要点：较小血肿 1～2 周可自行吸收；<u>血肿较</u><u>大，分次穿刺抽吸后加压包扎</u>。

（3）护理措施

①<u>早期冷敷，24～48 小时后改用热敷</u>。

②<u>嘱病人勿用力揉搓</u>。

2．头皮裂伤

（1）临床表现：出血较多。

（2）治疗要点：<u>局部压迫止血，争取 24 小时内清创缝合</u>。

3．头皮撕脱伤

（1）病因：发辫受机械力牵拉。

（2）临床表现：<u>剧烈疼痛及大量出血</u>。

（3）治疗要点：<u>加压包扎止血、防治休克</u>。

（4）护理措施：保护撕脱的头皮，用无菌敷料或干净布<u>包裹、隔水放置于有冰块的容器内，随伤员一同送往医院</u>。

第四节　脑损伤病人的护理

🐻 **高频考点**

1．脑震荡

（1）临床表现：<u>短暂的意识障碍，**逆行性**遗忘</u>。

（2）治疗要点：卧床休息 1～2 周。

2．脑挫裂伤

（1）临床表现：**意识障碍**，头痛、呕吐，颅内压增高和脑疝。

（2）治疗要点：以非手术治疗为主，防治脑水肿。

3．颅内血肿

（1）临床表现

①硬脑膜外血肿。**进行性意识障碍：**"**中间清醒期**"。颅内压增高及脑疝表现。

②硬脑膜下血肿。急性和亚急性硬脑膜下血肿：<u>原发性昏迷时间长</u>。慢性硬脑膜下血肿：表现为<u>慢性颅内压增高症状</u>。

③脑内血肿：<u>以进行性加重的意识障碍为主</u>。

（2）治疗要点

①手术治疗：一经确诊手术治疗。

②非手术治疗：若颅内血肿较小，病人无意识障碍和颅内压增高症状，可采用脱水等非手术治疗。

4．脑损伤病人的护理

（1）保持呼吸道通畅。

（2）体位：**意识清醒者取斜坡卧位，昏迷或吞咽功能障碍者取侧卧位或侧俯卧位**。

（3）意识：GCS 评分，<u>总分为 15 分，低于 8 分表示昏迷</u>。

（4）瞳孔变化：<u>伤后**一侧瞳孔**进行性散大、对侧肢体瘫痪</u>、意识障碍，提示脑受压或脑疝。

经典试题

脑震荡的主要临床表现是（E）

A．脑脊液无明显改变　　　B．有头痛、头晕、呕吐

C．血压下降　　　　　　　D．脸色苍白出冷汗

E．短暂的意识障碍

第五节　脑血管疾病病人的护理

高频考点

1．病因　细小动脉硬化、颅内动脉瘤、动脉粥样硬化、脑血栓等。

2．临床表现

（1）出血性脑血管疾病

①脑出血：起病突然，<u>血压升高、头痛、偏瘫、失语、意识障碍</u>等。

②脑干出血：突发头痛、眩晕、复视、**交叉性瘫痪**或偏

瘫、四肢瘫等。

③小脑出血：病侧肢体共济失调、眼球震颤、同向凝视。

④蛛网膜下腔出血（SAH）：起病急骤，**剧烈头痛、呕吐、意识障碍**，脑膜刺激征阳性。

（2）缺血性脑血管疾病的临床表现

①短暂性脑缺血发作：**不超过 24 小时，突发的单侧肢体无力**、感觉麻木、一时性黑蒙及失语、猝倒。

②脑血栓：**安静休息**或睡眠中发生，**一侧肢体瘫痪**。多数病人意识清楚。

③脑栓塞：以活动中发病多见。局限性抽搐、偏盲、偏瘫、偏身感觉障碍、失语等。

3．辅助检查　急性脑缺血性发作 24～48 小时后，CT 低密度影；急性**脑出血**首选 CT 检查，发病后即刻呈**高密度影**。DSA 是明确 SAH 病因最有价值的检查。

4．治疗要点

（1）缺血性脑血管疾病：卧床休息、扩张血管、抗凝等。脑动脉完全闭塞者，24 小时内及时手术。

（2）出血性脑血管疾病：经绝对卧床休息、止血、**脱水、降颅压**等治疗，病情仍加重时应考虑手术。

5．护理措施

（1）加强生活护理

①饮食：鼓励病人进食，取坐位或健侧卧位，有吞咽障碍者应鼻饲流质。

②防止坠床、跌倒或碰伤。

（2）有效缓解或解除疼痛：**不可使用吗啡或哌替啶**。

（3）及时发现和处理并发症

①脑脊液漏：病人取半卧位、抬高头部以减少漏液。

②颅内压增高、脑疝：控制输液量。成人每日以 1500ml 左右为宜。注意有无颅内压增高症状。

③出血：最危险的并发症。表现为意识清楚后又逐渐嗜睡、反应迟钝甚至昏迷。蛛网膜下腔出血者应绝对卧床 4 周。

④感染。

⑤中枢性高热：体温达 40℃以上，<u>需及时采用冬眠低温治疗和护理</u>。

⑥癫痫发作：抗癫痫药物控制。

🌱 经典试题

脑梗死发病常在（D）

　A. 用力排便时　　　B. 剧烈运动时　　　C. 情绪激动时

　D. 安静睡眠时　　　E. 大量进食后

第六节　三叉神经痛病人的护理

🌱 高频考点

1. 临床表现

（1）<u>面部剧痛</u>："触发点"或"扳机点"。

（2）周期性发作。

2. 治疗要点　<u>首选药物为卡马西平</u>。

3. 护理措施　<u>卡马西平可致头晕、口干、肝功能损害、精神症状、皮疹和白细胞减少</u>。

第七节　急性脱髓鞘性多发性神经炎病人的护理

🌱 高频考点

1. 临床表现　<u>首发症状：四肢对称性无力</u>。<u>肢体感觉异常</u>。

2. 辅助检查　典型改变：<u>蛋白-细胞分离现象</u>。

3. 治疗要点　辅助呼吸，血浆置换，免疫球蛋白。

4. 护理措施

（1）持续低流量给氧，半坐卧位。

（2）免疫球蛋白可致发热面红，应减慢输液速度。

🌱 经典试题

急性脱髓鞘性多发性神经炎的主要首发症状是（B）

A. 直立性低血压 　　　　B. 双侧下肢无力

C. 各种感觉缺失呈手套袜子形分布 　　D. 一侧肢体抽搐

E. 绿视

第八节　帕金森病病人的护理

高频考点

1. 临床表现　首发症状多为震颤。

(1) **静止性震颤**："搓丸样动作"。静止时明显震颤，动作时减轻，入睡后消失。

(2) **肌强直**："铅管样肌强直"，合并震颤时"齿轮样肌强直"。

(3) **运动迟缓**："面具脸"。

(4) **姿势步态异常**："慌张步态"。

2. 治疗要点

(1) **抗胆碱能药物**：苯海索。

(2) 金刚烷胺：促进神经末梢释放多巴胺。

(3) **左旋多巴及复方左旋多巴**。

(4) **多巴胺受体激动药**：溴隐亭。

3. 护理措施

(1) 协助生活护理。

(2) 运动护理：防止和推迟关节强直与肢体挛缩。步行时尽量跨大步伐，向前走时脚要抬高，双臂要摆动，目视前方，不要目视地面。

(3) 药物不良反应及其处理方法

①左旋多巴制剂："异动症""开-关现象"和"剂末恶化"，应从小剂量开始，逐步缓慢加量直至有效维持。

②抗胆碱能药物：常见不良反应为口干、眼花、少汗、便秘、排尿困难等。

③多巴胺受体激动药：常见不良反应有恶心、呕吐、皮肤瘙痒、直立性低血压等。

经典试题

下列关于帕金森病患者震颤的特点，哪项是错误的（B）

A．静止时明显　　B．动作时加剧　　C．入睡后消失

D．呈"搓丸样动作"　E．从一侧上肢开始

第九节　癫痫病人的护理

高频考点

1．**临床表现**　短暂性、刻板性、间歇性和反复发作。特征性临床表现：痫性发作。

（1）部分性发作：为痫性发作的最常见类型。

①单纯部分性发作：局部抽搐；肢体麻木感或针刺感；多汗、苍白、潮红；各类遗忘症。

②复杂部分性发作：意识障碍。

（2）全身性发作：失神发作，突发突止；肌阵挛发作；阵挛性发作；强直性发作；**全面性强直-阵挛发作**：以意识丧失和全身对称性抽搐为特征；无张力性发作。

（3）癫痫持续状态。

2．**辅助检查**　最重要的是**脑电图检查**，典型表现是棘波、尖波。

3．治疗要点

（1）发作间歇期治疗：服用抗癫痫药物。从单一药物开始，坚持长期规律服药。

（2）癫痫持续状态的治疗：首选地西泮。

4．护理措施

（1）发作时护理：切勿用力按压抽搐身体；将压舌板置于病人口腔一侧上下臼齿之间；头低侧卧位或平卧位头偏向一侧；放置保护性床档，必要时给予约束带适当约束。

（2）用药护理：告诉病人抗癫痫药物治疗的原则。

5．健康教育

（1）癫痫发作时和发作后均应卧床休息，禁忌游泳和蒸

汽浴等。

（2）坚持长期规律服药。

（3）**婚育指导**：特发性癫痫又有家族史的女性病人，不宜生育。

🌱 经典试题

癫痫病人全面强直-阵挛发作的主要临床特征是（B）

A. 意识短暂丧失，活动停止

B. 意识丧失和全身对称性抽搐

C. 连续多次发作，且有意识障碍

D. 意识障碍和自动症

E. 表情呆滞，肌肉强直

第十节　化脓性脑膜炎病人的护理

🐾 高频考点

1. 病因　流感嗜血杆菌、肺炎球菌和脑膜炎双球菌。

2. 临床表现　突起高热、剧烈头痛，皮肤黏膜瘀点、瘀斑，脑膜刺激征阳性。颅内压增高，脑实质损害。

3. 辅助检查　脑脊液：外观变浑浊如米汤样。

4. 治疗要点

（1）病原治疗：肺炎球菌选用青霉素或头孢曲松等；流感嗜血杆菌选用氨苄西林或头孢三代；脑膜炎双球菌应选青霉素、氨苄西林或头孢三代。

（2）肾上腺糖皮质激素。

（3）对症治疗。

5. 护理措施　呼吸道隔离措施。维持正常体温，绝对卧床休息；呕吐时，头偏向一侧。颅内高压者抬高头部。

6. 健康教育　预防化脓性脑膜炎应强调预防细菌引起的上呼吸道感染。

附：小儿化脓性脑膜炎

高频考点

1．**病因及发病机制** 金黄色葡萄球菌和革兰阴性杆菌，从呼吸道侵入。

2．**临床表现**

（1）典型表现：全身中毒症状，颅内压增高征，脑膜刺激征（颈强直、Kernig 征、Brudzinski 征阳性），急性脑功能障碍症状。

（2）并发症：硬脑膜下积液；脑室管膜炎；脑积水，"破壶"音。

3．**辅助检查** 脑脊液检查：压力增高，外观浑浊，白细胞计数明显增多。

4．**治疗要点** 抗生素治疗：采用敏感的、可通过血-脑屏障的、毒性低的抗生素，联合用药。

5．**护理措施**

（1）维持正常体温：防止惊厥。

（2）病情观察：观察患儿的生命体征及面色、神志、瞳孔、囟门等变化。

（3）防止外伤、意外。

经典试题

化脓性脑膜炎脑脊液的外观特征是（B）

  A．清亮透明   B．浑浊，呈脓性   C．毛玻璃样

  D．呈暗红色血性液   E．静置 24 小时有蜘蛛薄膜形成

第十一节 病毒性脑膜炎、脑炎病人的护理

高频考点

1．**病因** 柯萨奇病毒、艾柯病毒。

2．**临床表现**

（1）病毒性脑膜炎：感染史，继而发热、恶心、呕吐，

婴儿烦躁，易激惹；年长儿主诉头痛、颈背疼痛，脑膜刺激征阳性。

（2）病毒性脑炎：发热、惊厥、意识障碍、颅内压增高症状。

3．辅助检查

（1）脑脊液检查：白细胞数增多；蛋白轻度升高，糖及氯化物正常。

（2）病毒学检查：特异性抗体滴度较急性期高 4 倍，具有诊断意义。

4．治疗要点　抗病毒治疗：阿昔洛韦（无环鸟苷）。

5．护理措施　降温，积极促进功能恢复。

第十二节　小儿惊厥的护理

高频考点

1．病因和发病机制

（1）病因：感染性疾病、颅内疾病、窒息等。

（2）发病机制：小儿大脑皮质发育不全。神经细胞突然大量、异常、反复放电所致。

2．临床表现

（1）惊厥：典型表现为突然意识丧失，头向后仰，面部及四肢肌肉呈强直性或阵挛性收缩，眼球固定、上翻或斜视、口吐白沫、牙关紧闭，面色发绀。

（2）惊厥持续状态。

（3）高热惊厥：最常见。

单纯型高热惊厥：多呈全身强直-阵挛性发作；发作后一切如常；反复发作。

3．治疗要点

（1）地西泮：为惊厥的首选药，过量可致呼吸抑制、血压降低。

（2）苯巴比妥钠：是新生儿惊厥首选药物（但新生儿破伤风应首选地西泮）。

（3）10%水合氯醛灌肠。

（4）苯妥英钠：癫痫持续状态。

4．护理措施

（1）预防窒息。

（2）预防外伤：患儿手中和腋下放纱布。儿上下臼齿之间放牙垫。牙关紧闭时，不用力撬开。床边放置床档，并加棉垫，将硬物移开。勿强力按压患儿肢体。专人守护。

（3）监测病情，预防脑水肿。

经典试题

小儿惊厥最常见的原因是（E）

   A．窒息　　　　B．低血糖　　　　C．维生素 D 不足

   D．癫痫　　　　E．高热惊厥

第十七章　生命发展保健

第一节　计划生育

高频考点

1. 避孕方法及护理

（1）宫内节育器放置时间：**月经干净后 3～7 天，无性交；产后 42 天子宫恢复正常大小，恶露已净，会阴切口已愈合；剖宫产术后半年，哺乳期排除早孕；人工流产术后，宫腔深度<10cm 者**。

（2）宫内节育器放置术后休息 3 天，1 周内避免重体力劳动，2 周内禁止性生活及盆浴。取器时间以**月经干净后 3～7 天**为宜。宫内节育器并发症：感染、节育器嵌顿或断裂、节育器异位、脱落、带器妊娠。

（3）阴茎套可防止性传播疾病。

（4）哺乳期者禁止药物避孕。

（5）药物避孕不良反应：类早孕反应、阴道出血、月经过少或停经、色素沉着、体重增加，偶可出现皮疹、皮肤瘙痒、头痛、乳房胀痛等。

（6）紧急避孕：指在无保护性生活或避孕失败后的 3 天内，妇女为防止非意愿妊娠而采取的避孕方法。只能一次性起保护作用，1 个月经周期只能用一次。

2. 终止妊娠方法及护理

（1）人工流产术适应证为**妊娠 10 周内自愿要求终止妊娠而无禁忌证者**。术后 1 个月内禁止性生活及盆浴。吸宫术后休息 2 周，钳刮术后休息 2～4 周。

（2）药物流产：适用于**妊娠 49 天以内者**。

（3）中期妊娠终止方法：常用依沙吖啶引产。**妊娠 13 周至不足 28 周**。术前 3 天禁止性生活，每天冲洗阴道 1 次。术后 6 周禁止性生活及盆浴。

3．女性绝育方法及护理

（1）经腹输卵管结扎术：<u>结扎部位是输卵管的峡部</u>。适应证为夫妇双方不愿再生育、自愿接受女性绝育手术且无禁忌证者。<u>24 小时内两次测量体温＞37.5℃禁止该手术</u>。非孕妇女以月经<u>干净后 3～7 天为宜</u>。<u>术后休息 3～4 周，禁止性生活 1 个月</u>。

（2）经腹腔镜输卵管绝育术：<u>术前晚肥皂水灌肠，术前6 小时禁饮食</u>，术时采取头低仰卧位。

经典试题

输卵管结扎术是在输卵管的哪个部位进行结扎（B）

A．间质部　　　B．峡部　　　C．壶腹部

D．伞部　　　　E．漏斗部

第二节　孕期保健

高频考点

1．孕期管理　产前检查时间：从确诊早孕开始，<u>妊娠28 周前每 4 周查 1 次，妊娠 28 周后每 2 周查 1 次，妊娠 36周后每周查 1 次，直至分娩</u>。

2．产前检查评估内容　妊娠 12 周内为孕早期，易发生流产，避免接触致畸物质；孕中期应加强营养；孕晚期易见妊娠期高血压等合并症的发生。妊娠初诊在早孕第 12 周进行。

（1）测量<u>耻骨联合上缘至宫底的高度及过脐测量腹围或最大腹围测量</u>。

（2）<u>胎心音正常范围为 110～160 次/分</u>，平均为 140 次/分。

（3）四部触诊：检查子宫大小、胎产式、胎先露、胎方位及胎先露部是否衔接。

（4）<u>16～20 周做唐氏筛查，妊娠 24 周做糖尿病筛查，自妊娠 36 周起每周一次胎心监护等</u>。妊娠 34 周做骨盆检查。

3．母体和胎儿状况评估

（1）B 超检查胎儿双顶径：<u>测量值大于 8.5cm 时提示胎儿成熟</u>。

（2）胎盘功能检查：常用胎动计数，<u>12 小时胎动应在</u><u>30 次以上为正常，若 12 小时低于 10 次应及时就诊</u>。

经典试题

孕妇 23 岁，妊娠 24 周来院进行产前检查，此时该孕妇的产前检查频率是（B）

A. 每 5 周 1 次　　　B. 每 4 周 1 次　　　C. 每 3 周 1 次

D. 每 2 周 1 次　　　E. 每 1 周 1 次

第三节　生长发育

高频考点

1. 小儿年龄分期

（1）胎儿期：<u>从受精卵形成至胎儿娩出为胎儿期，共</u><u>40 周</u>。妊娠早期为 12 周。妊娠中期自 13～28 周。妊娠后期自 29～40 周。

（2）新生儿期：<u>自胎儿娩出、脐带结扎至出生后 28 天</u><u>称新生儿期</u>。

（3）婴儿期：<u>出生后到 1 周岁为婴儿期</u>。出生后生长发育最迅速的时期，提倡母乳喂养。<u>需有计划地接受预防接种</u>。

（4）幼儿期：<u>自满 1 周岁到 3 周岁为幼儿期</u>。注意防止意外创伤和中毒，<u>防病仍为保健重点</u>。

（5）学龄前期：<u>自满 3 周岁到 6～7 岁为学龄前期</u>。

（6）学龄期：<u>自 6～7 岁到进入青春期前为学龄期</u>。

（7）青春期：<u>以性发育为标志进入青春期，一般女孩从</u><u>11～12 岁开始到 17～18 岁，男孩从 13～14 岁开始到 18～</u><u>20 岁</u>。<u>出现第二个生长高峰</u>；女性骨盆变宽，脂肪丰满出现月经初潮，男孩发生遗精。

2. 生长发育的规律　①连续性和阶段性。②各系统器官发育的不平衡性：<u>神经系统发育较早，生殖系统发育最晚</u>。③顺序性：<u>由上到下、由近到远、由粗到细、由低级到高级、由简单到复杂</u>。④个体差异。

　　3．体格生长常用指标及测量方法

　　（1）体重：是反映儿童体格生长的指标之一。出生后 3 个月末时体重约为出生体重的 2 倍；12 个月龄时体重约为出生体重的 3 倍。测量体重应早起空腹排尿后进行，不宜进食后立即测量。

　　（2）身长（高）：新生儿出生时身长平均为 50cm。出生后第 1 年前 3 个月增长 11～13cm，约等于后 9 个月的增长，1 岁时身长约 75cm。到 2 岁时身长约 85cm。2 岁后平均每年增加 7cm。

　　（3）头围：指自眉弓上缘经枕骨结节绕头一周的长度，是反映脑发育和颅骨生长的一个重要指标。出生时头围平均 33～34cm。1 岁时约 46cm。2 岁时约 48cm；15 岁时 54～58cm。头围测量在 2 岁以内最有价值。

　　（4）胸围的增长：1 岁时胸围约等于头围。

　　（5）腹围：平脐绕腹一周的长度为腹围。

　　（6）上臂围的增长：常用以评估儿童营养状况。＞13.5cm 为营养良好；12.5～13.5cm 为营养中等；＜12.5cm 为营养不良。

　　（7）囟门：出生时前囟为 1.5～2.0cm，1～1.5 岁时应闭合。

　　（8）牙齿：生后 4～10 个月乳牙开始萌出，12 个月未萌出者为乳牙萌出延缓。约于 2 岁半乳牙出齐。

经典试题

以下符合小儿生长发育顺序规律的是（E）

　　A．由高级到低级　　　　　B．各系统发育快慢均衡

　　C．生长发育年龄阶段速度均衡　　D．先慢后快

　　E．由简单到复杂

第四节　小儿保健

高频考点

　　1．新生儿期保健

　　（1）家庭访视：出院回家后 1～2 天的初访，出生后 5～

7天的周访,出生后10～14天的半月访和出生后27～28天的满月访。新生儿预防接种不属于新生儿家庭访视的内容。

(2)鼓励和支持母亲母乳喂养。

(3)温度保持22～24℃,湿度55%～65%。

(4)按时接种卡介苗和乙肝疫苗。新生儿出生2周后应口服维生素D,以预防佝偻病的发生。注意防止新生儿窒息。

2．婴儿期保健

(1)正常小儿每日需要能量110kcal/kg(460kJ/kg),其中蛋白质为10%～15%,脂肪35%～50%,糖类50%～60%。6个月以内婴儿纯母乳喂养,建议6月龄开始引入非乳类泥糊状辅食。辅食添加顺序和原则:每次添加一种,由少到多,由稀到稠,由细到粗,由流食到半流食到软食(表17-1)。

表17-1　添加辅食顺序

月龄	食物状态	添加辅食	喂养
4～6	泥状食物	米汤、米糊、稀粥、豆腐、动物血、菜泥、水果泥	用勺喂食
7～9	末状食物	稠粥、烂面、饼干、鱼、肝泥、肉泥、蛋黄、碎菜	学用杯,学习用手自我喂食
10～12	碎食物	软饭、面条、馒头、豆制品、碎肉、油、鸡蛋	学习自己用勺进食

(2)婴儿睡前应避免过度兴奋,保持身体清洁、干爽和舒适。日光浴一般在早餐或午餐后1～1.5小时后进行为好。

(3)4～10个月乳牙开始萌出。

(4)早期教育

①大小便训练:3个月后可以把尿,会坐后可以练习大小便坐盆,每次3～5分钟。

②视、听能力训练:对3个月内的婴儿,逗引婴儿注意;对6～12个月的婴儿培养其稍长时间的注意力。

③动作的发展:2个月时,可开始练习空腹俯卧。3～6个月,应练习婴儿的抓握能力,训练翻身。7～9个月,逗

引婴儿爬行，练习婴儿站立、坐下和迈步。10～12 个月，鼓励婴儿学走路。

④语言的培养：<u>先练习发音，再感受语言或理解语言，最后用语言表达，即说话。5、6 个月婴儿可以培养其对简单语言做出动作反应。9 个月可培养婴儿有意识地模仿发音，如"爸爸""妈妈"等。</u>

3. 幼儿期保健　<u>神经心理发育迅速，行走和语言能力增强。</u>

（1）在 2～2.5 岁以前，乳牙未出齐，给予细、软、烂的食物。蛋白质每日 40g。

（2）大小便训练：<u>18～24 个月时，幼儿能够自主控制肛门和尿道括约肌。</u>

（3）每 3～6 个月为幼儿做健康检查一次，进行生长发育系统监测。

4. 学龄前期保健　<u>学龄前期是小儿性格形成的关键时期。每年进行 1～2 次健康检查和体格测量。</u>

5. 学龄期保健　学龄期是小儿心理发展上的一个重大转折时期。注意口腔卫生，预防近视，培养正确的坐、立、行等姿势。

6. 计划免疫（表 17-2）

（1）<u>接种活疫苗时，只用 75%乙醇消毒</u>；接种后剩余活菌苗应烧毁。

（2）预防接种的反应

①局部反应：注射部位会出现红、肿、热、痛。

②全身反应：中、低度发热，持续 1～2 天。<u>多数小儿的局部和（或）全身反应无须特殊处理。</u>

③异常反应：<u>过敏性休克、晕针、过敏性皮疹等。过敏性休克表现为烦躁不安、四肢湿冷、呼吸困难、脉细速、恶心呕吐、面色苍白、口周发绀、惊厥、大小便失禁以致昏迷。</u>

表 17-2 儿童计划免疫程序

预防疾病	结核病	脊髓灰质炎	麻疹	百日咳、白喉、破伤风	乙型肝炎
接种疫苗	卡介苗	脊髓灰质炎三价混合减毒活疫苗	麻疹减毒活疫苗	百日咳菌液、白喉类毒素、破伤风类毒素混合制剂	乙型肝炎疫苗
初种次数	1	3	1	3	3
初种年龄	出生后2～3天	第1次2个月 第2次3个月 第3次4个月	8个月以上易感儿	第1次3个月 第2次4个月 第3次5个月	第1次出生时 第2次1个月 第3次6个月
接种方法	左上臂三角肌中部皮内注射	口服	上臂外侧皮下注射	有吸附制剂者臀肌或三角肌内注射，无吸附制剂者三角肌下缘皮下注射	三角肌内注射
每次剂量	0.1ml	1丸	0.2ml	0.5ml	5μg
复种		4岁时加强1次	6岁时加强1次	1.5～2岁用百白破混合制剂、6岁用吸附白破二联类毒素各加强1次	
禁忌	出生体重<2.5kg、患结核、急性传染病、肾炎、	免疫缺陷、免疫抑制药治疗期间、发热、腹	发热、鸡蛋过敏、免疫缺陷者	发热、有明确的过敏史、神经系统疾病、急性传染病	肝炎、急性传染病（包括有接触史而未

续表

预防疾病	结核病	脊髓灰质炎	麻疹	百日咳、白喉、破伤风	乙型肝炎
	心脏病、湿疹、其他皮肤病、免疫缺陷者	泻、急性传染病者			过检疫期者）、其他严重疾病者
接种方法	左上臂三角肌中部皮内注射	口服	上臂外侧皮下注射	有吸附制剂者臀肌或三角肌内注射，无吸附制剂者三角肌下缘皮下注射	三角肌内注射

🌱 **经典试题**

1. 日光浴一般于婴儿餐后（B）
   A．0.5~1 小时为宜　　　　　B．1~1.5 小时为宜
   C．1.5~2 小时为宜　　　　　D．2~2.5 小时为宜
   E．2.5~3 小时为宜

2. 6 月龄婴儿应接种的疫苗是（B）
   A．百白破疫苗　　　　B．乙肝疫苗　　　　C．百白破疫苗
   D．麻疹疫苗　　　　　E．脊髓灰质炎疫苗

第五节　青春期保健

🐾 **高频考点**

<u>青春期保健重点不包括计划免疫。</u>

1. **供给充足营养**　男孩平均每年增长 9~10cm，女孩增长 8~9cm。

2. **健康教育**　重点加强少女的经期卫生指导。**性教育是青春期健康教育的一个重要内容。**

3．预防疾病和意外　重点防治结核病、风湿病、沙眼、屈光不正、龋病、肥胖、神经性厌食和脊柱弯曲等疾病。女孩易出现月经不规则、痛经等。

4．防治常见的心理行为问题　自我形象不满、自杀。

经典试题

青春期孩子教育指导的重点是（A）

　A．性教育　　　　B．体格锻炼　　　C．预防疾病

　D．预防意外伤害　E．加强品德教育

第六节　妇女保健

高频考点

1．青春期保健。①一级预防：重点给予经期卫生保健指导，乳房保健指导，进行青春期心理卫生和性知识教育及性道德培养。②二级预防：定期体格检查。③三级预防：指青春期女性疾病的治疗和康复。

2．长时间使用药物避孕者应停药改为工具避孕半年后再妊娠。

3．产后访视开始于产妇出院后 3 天内、产后 14 天和28 天，共 3 次。

经典试题

经期卫生哪项不对（A）

　A．保持外阴清洁，每天进行阴道冲洗

　B．要用干净的月经带或卫生巾

　C．可照常参加工作

　D．防止寒冷刺激

　E．保持愉快的心情

第七节　老年保健

高频考点

1. 老年人的特点

（1）身高下降、体重减轻；皮肤变薄、松弛，皱纹加深，皮肤色素沉着；关节活动不灵活。视力和听力的下降；心搏出量减少，血管弹性调节作用降低；容易出现各种慢性退行性疾病。

（2）记忆的变化表现在回忆、机械记忆能力下降，而逻辑记忆能力没有明显下降。人格改变主要表现为不同性质的行为障碍，因各种原因而引起的孤独感、焦虑不安、怀旧和发牢骚。

2. 老年人的保健指导

（1）进行适宜的娱乐和健康活动。重视有助于心血管健康的运动，适度的重量训练，注意维持"平衡"体能运动。

（2）运动时注意事项：空腹及饱餐后不宜立即运动，运动量不宜过大。运动最好选择在早晨。运动后最适宜心率（次/分）＝170－年龄，身体健康者可用 180 作被减数。

（3）适当控制热量摄入，避免摄入高糖、高脂肪食物，提倡食用植物油和低盐饮食。适当增加钙质丰富的食物的摄入，鼓励多饮水。

（4）休息与睡眠：起床时应先在床上休息片刻，活动肢体后再准备起床。

（5）预防跌倒：夜间室内应有照明。室内布置无障碍物。衣裤不宜过长、鞋不宜过大。各居室间尽量不设置门槛，地面应防湿、防滑。

（6）用药安全：先就医后用药；用药种类宜少不宜多；用药剂量宜小不宜大；用药时间宜短不宜长；药性宜温不宜剧；中西药不要重复使用；严格控制抗生素及滋补药的使用；对长期用药者，要坚持服用，并注意观察不良反应。

（7）老年人常见的心理问题有：焦虑、抑郁、孤独和自卑等。

经典试题

在向老年人收集健康史时，由于老年人记忆能力逐渐减退，最易出现的是（B）

A. 答非所问   B. 记忆不确切   C. 隐瞒症状

D. 表述不清   E. 反应迟钝

第十八章　中医基础知识

🧑 高频考点

1．中医学理论体系的主要特点

（1）整体观念：人体是一个有机整体。人与自然环境的统一性。人与社会环境的统一性。

（2）辨证论治：是中医学认识疾病和处理疾病的基本原则。中医在诊治疾病的活动中，主要在于**辨证**。

2．中医基础理论

（1）阴阳学说：基本内容有阴阳相互对立、阴阳相互依存、阴阳相互消长、阴阳相互转变。

（2）**五行学说：木、火、土、金、水**。基本内容：相生与相克，相乘与相侮，母子相及。

（3）精、气

①精：狭义为生殖之精；广义指一切精微物质，故称作"精气"。

②气：是构成人体和维持人体生命活动的最基本物质。包括元气、宗气、营气、卫气（具有防御作用而运行于脉外之气）。

③功能：精，繁衍生命、濡养、化血、化气、化神。气，推动作用、温煦作用、防御作用、固摄作用、气化作用。

（4）血：构成人体和维持人体生命活动的基本物质之一。可濡养、化神。

（5）津液：是机体一切正常水液的总称。能滋润濡养、充养血脉。

（6）神：是人体生命活动的主宰及其外在总体表现的统称。能调节精气血津液的代谢、调节脏腑的生理功能、主宰人体的生命活动。

（7）藏象

①五脏（肝、心、脾、肺、肾）、六腑（胆、胃、小肠、大肠、膀胱、三焦）和奇恒之腑（脑、髓、骨、脉、胆、女子胞）。

②五脏的主要生理功能：心，主血脉、藏神。在体合脉，其华在面；在窍为舌。肺，主气司呼吸；主行水，朝百脉，主治节。在体合皮，其华在毛；在窍为鼻。脾，主运化、主统血。在体合肉，主四肢；在窍为口，其华在唇。肝，主疏泄、主藏血。在体合筋，其华在爪；在窍为目。肾，藏精，主生长发育生殖与脏腑气化；主水；主纳气。其华在发；在窍为耳及二阴。

（8）经络：经脉是经络系统的主干，络脉是经脉的小分支。

（9）病因

①六淫：风、寒、暑、湿、燥、火（热）。

②七情：是指喜、怒、忧、思、悲、恐、惊。

（10）中医的四诊：望、闻、问、切。

（11）八纲辨证：八纲指表、里、寒、热、虚、实、阴、阳8个纲领。

（12）中医治病八法：汗、吐、下、和、温、清、消、补。

（13）中药

①四气：寒、热、温、凉四种药性。

②五味：酸、苦、甘、辛、咸。

③熬药最好选择砂锅和瓦罐。

附：五官指目、舌、口、鼻、耳。五色指青、赤、黄、白、黑。

经典试题

中医四诊为（A）

  A．望闻问切   B．望听问切   C．望嗅问切

  D．望闻问触   E．望嗅问触

第十九章　法规与护理管理

第一节　与护士执业注册相关的法律法规

🐾 **高频考点**

1. 护士条例

（1）**护士执业注册应具备的条件**：①具有完全民事行为能力。②在中等职业学校、高等学校完成国务院教育主管部门和国务院卫生主管部门规定的普通全日制 3 年以上的护理、助产专业课程学习，包括在教学、综合医院完成 8 个月以上护理临床实习，并取得相应学历证书。③通过护士执业资格考试。④符合国务院卫生主管部门规定的健康标准：无精神病史；无色盲、色弱、双耳听力障碍；无影响履行护理职责的疾病、残疾或者功能障碍。

（2）医疗卫生机构不得允许下列人员在本机构从事诊疗技术规范规定的护理活动：①未取得护士执业证书的人员；②未依照本条例第九条的规定办理执业地点变更手续的护士；③护士执业注册有效期届满未延续执业注册的护士。

（3）护士被吊销执业证书的，自执业证书被吊销之日起 2 年内不得申请执业注册。

2. 护士执业注册的申请与管理

（1）**首次护士执业注册**：自通过护士执业资格考试之日起 3 年内提出执业注册申请。护士执业注册有效期为 5 年。

（2）**变更护士执业注册**：执业地点发生变化的，应办理执业注册变更。护士变更注册后其执业许可期限也为 5 年。

（3）延续护士执业注册：应于有效期届满前 30 日提出申请。

（4）重新护士执业注册：对注册有效期届满未延续注册的、受吊销《护士执业证书》处罚，自吊销之日起满 2 年的护理人员，需要重新进行执业注册。

（5）注销护士执业注册。

经典试题

1. 护士执业注册的有效期为（C）

    A. 2 年   B. 3 年   C. 5 年   D. 8 年   E. 10 年

2. 以下学制的毕业生中没有达到申请护士执业注册资格的是（D）

    A. 5 年制大学本科   B. 3 年制大学专科

    C. 3 年制中专   D. 2 年制中专

    E. 2 年制研究生

第二节　与临床护理工作相关的法律法规

高频考点

1. **传染病防治法**　甲类为鼠疫及霍乱。传染性非典型肺炎和肺炭疽属于乙类传染病，但按照甲类传染病管理。

（1）**传染病疫情报告、通报和公布**：发现甲类传染病和按照甲类管理的乙类传染病病人、病原携带者或疑似传染病病人时，应在 2 小时内报告发病地的卫生防疫机构；如为乙类、丙类传染病时，应于 24 小时内报告。

（2）传染病控制

①医疗机构发现甲类传染病时，应对病人、病原携带者，予以隔离治疗，隔离期限根据医学检查结果确定；对疑似病人，确诊前在指定场所单独隔离治疗；密切接触者在指定场所进行医学观察。

②患甲类传染病、炭疽死亡的，尸体就近火化。

2. **医疗事故处理条例**

（1）**医疗事故**：指医疗机构及其医务人在医疗活动中，违反医疗卫生管理法律、行政法规、部门规章和诊疗护理规范、常规，过失造成病人人身损害的事故。

（2）**医疗事故分级**

①一级医疗事故：造成病人死亡、重度残疾的。

②二级医疗事故：造成病人中度残疾、器官组织损伤导

致严重功能障碍的。

③三级医疗事故：造成病人轻度残疾、器官组织损伤导致一般功能障碍的。

④四级医疗事故：造成病人明显人身损害的其他后果的。

（3）医疗事故中医疗过失行为责任程度

①完全责任，指医疗事故损害后果完全由医疗过失行为造成。

②主要责任，指医疗事故损害后果主要由医疗过失行为造成。

③次要责任，指医疗事故损害后果主要由其他因素造成。

④轻微责任，指医疗事故损害后果绝大部分由其他因素造成。

（4）**医疗事故预防和处置**：疑似输液、输血、注射、药物等引起不良后果的，医患双方应当共同对现场实物进行**封存和启封**，封存的现场实物由医疗机构保管。

3. 侵权责任法

（1）在诊疗活动中受到损害，医疗机构及其医务人员有过错的，由**医疗机构**承担赔偿责任。

（2）因抢救生命垂危的病人等紧急情况，不能取得病人或者其亲属意见的，经**医疗机构负责人或者授权的**负责人批准，可以立即实施相应的医疗措施。

4. 献血法

（1）我国实行无偿献血制度，提倡 18 周岁至 55 周岁的健康公民自愿献血。地方各级人民政府领导本行政区域内的献血工作。

（2）血站是采集、提供临床用血的机构，是不以营利为目的的公益性组织。每次采血量一般为 200ml，应≤400ml，两次采集间隔期≥6 个月。

（3）国家提倡并指导择期手术的病人**自身储血**。

（4）采血必须由具有采血资格的医务人员进行，血液不得买卖。

（5）血站违反有关操作规程和制度采集血液，由县级以上地方人民政府卫生行政部门责令改正。

5．其他

（1）**艾滋病防治条例**：艾滋病病毒感染者和艾滋病病人的义务：**将感染或者发病的事实及时告知与其有性关系者**；就医时，将感染或者发病的事实如实告知接诊医生。

（2）**人体器官移植条例**

①捐献人体器官，要严格遵循**自愿**的原则。

②从事人体器官移植的医务人员应当对人体器官捐献人、接受人和申请人体器官移植手术的病人的个人资料**保密**。

③在摘取活体器官前或者尸体器官捐献人死亡前，应向伦理委员会提出审查申请。

④任何组织或者个人不得以任何形式买卖人体器官。

⑤以下行为构成犯罪：未经公民本人同意摘取其活体器官的；公民生前表示不同意捐献其人体器官而摘取其尸体器官的；摘取**未满18周岁**公民的活体器官的。

经典试题

霍乱病人因病情严重，最终死亡，其尸体处理正确的是（D）

A．立即火化

B．停尸屉内冷藏保存待检

C．立即送往偏远地方填埋

D．立即进行卫生处理，就近火化

E．上报卫生防疫部门批准后火化

第三节　医院护理管理的组织原则

高频考点

1．统一指挥的原则。每个下属只能接受及服从一位上级主管的指挥，下属只执行来自一个上级的指挥。**下级只向直接上级请示**，只有在确认直接指挥错误时可越级上报。

2．专业化分工与协作的原则。

3．管理层次的原则：管理幅度＋管理层次＝组织规模。

4．有效管理幅度的原则：上级监督、指挥、管辖的人数越多表示控制跨度越大。

5．责权统一的原则。

6．集权与分权的原则。

7．任务和目标一致的原则。

8．稳定性与适应性相结合的原则。

9．精简、高效的原则。

10．执行与监督分设原则。

第四节　临床护理工作组织结构

高频考点

1．**护理组织结构**　县和县以上医院及 300 张病床以上的医院设护理部，实行护理部主任、科护士长、病室护士长三级负责制；300 张病床以下的区院实行科护士长、病室护士长二级负责制。

2．**护理工作模式**

（1）**个案护理**：指一位病人所需要的护理，完全由一位当班护理人员完成。适用于大手术后、监护室或病情危重等需要特殊护理的病。

（2）**功能制护理**：是以工作为中心的分工方法。

（3）**小组制护理**：是将护理人员分成若干组，一组护理人员对一组病人提供护理。

（4）**责任制护理**：病人从入院到出院的全过程，由一位责任护士和其他辅助护士按护理程序为病人提供全面、系统、连续和个性化的整体护理。

（5）**系统性整体护理**：其宗旨是以服务对象为中心，根据其自身特点和个体需要，提供针对性护理。

经典试题

患者，男性，29 岁，诊断为胃癌。该病人从入院到出院全过程，由一名责任护士和其他辅助护士提供全面、系统的整体护理。

该护理方式是（C）

A．个案护理　　　B．功能制护理　　C．责任制护理

D．小组护理　　　E．临床路径

第五节　医院常用的护理质量标准

高频考点

1．护理质量标准体系

（1）要素质量标准体系：是构成护理工作质量的基本要素。

（2）环节质量标准体系：包括各个护理环节的质量。

（3）终末质量标准体系：指病人所得到的护理效果的综合质量，包括病人对护理工作的满意度。

2．护理质量标准

（1）**病房管理质量标准**

①**急救物品、药品**：完整无缺；四固定：定人管理、定点放置、定时核对、定量供应。

②无菌物品灭菌合格率 100%。

（2）**护理文书书写质量标准**：客观、真实、准确、及时、完整，字迹清晰、无涂改、无错别字。

第六节　医院护理质量缺陷及管理

高频考点

1．概念

（1）**护理质量缺陷**：一切不符合质量标准的现象都属于质量缺陷。

（2）**医疗事故**：参见本章第二节中的《医疗事故处理条例》。

（3）**护理差错**：由于责任心不强、工作疏忽、不严格执行规章制度、违反医疗规章制度，过失造成病人直接或间接的影响，但未造成严重后果，未构成医疗事故。

（4）**医疗纠纷**：病人或者其家属对医疗护理服务存在不满而发生的诉求或争执。

2．护理质量缺陷的预防和处理

（1）发生护理事故后，当事人应立即报告科室护士长及科室领导，科室护士长应立即向护理部报告，护理部应随即报告给医务处或者相关医院负责人。

（2）发生护理差错后，当事人应立即报告护士长及科室相关领导，护士长应在 24 小时内填写报表上报护理部。

3．护理质量缺陷的控制 ①建立质量管理体系。②进行质量教育。③制定和更新护理质量标准。④进行全面质量控制。⑤以病人为中心。⑥预防为主。⑦工作标准"零缺陷"。⑧重视人的作用，增强护理人员的质量意识。⑨运用PDCA 循环（P 计划；D 实施；C 检查；A 处理）对护理质量和安全持续改进。

第二十章　护理伦理

第一节　护士执业中的伦理和行为准则

🎖 高频考点

1. **自主原则**　是指尊重病人自己做决定的原则。尊重原则主要是指尊重病人的自主性。最能代表尊重病人自主的方式是"知情同意"。

2. **不伤害原则**　是指不给病人带来本可以避免的肉体和精神上的痛苦、损伤、疾病甚至死亡。

3. **公正原则**　包括平等对待病人与合理分配医疗资源。进行医学决策时考虑的标准不包括病人的社会地位。

4. **行善原则**　积极做对病人有益的事，包括防止可能发生的危害；排除既存的损伤、伤害。

⚓ 经典试题

护理伦理学基本原则不包含（D）

A. 不伤害原则　　　B. 行善原则　　　C. 自主原则

D. 照顾原则　　　　E. 公正原则

第二节　护士的权利与义务

🎖 高频考点

1. **护士的职业权利**

（1）保障护士的工资、福利待遇。

（2）护理工作的职业卫生防护：护士执业，有获得卫生防护、医疗保健服务的权利。从事直接接触有毒有害物质、有感染传染病危险工作的护士，有接受职业健康监护的权利。

（3）职称晋升和参加学术活动。

（4）教育和参加培训。

（5）执业知情权、建议权。

2．护士的义务　护士的首要义务是**维护病人的利益**。

（1）**依法执业**。

（2）**紧急处置**：护士在执业活动中发现病人病情危急时，要及时将病人病情变化的情况通知医生，以及要力所能及地处置病人，缓解病人的病情。

（3）**问题医嘱报告**：护士发现医嘱违反法律、法规、规章或者诊疗技术规范规定的，应当及时向开具医嘱的医生提出，且**拒绝执行**。

（4）**尊重关爱病人，保护病人隐私**。

（5）服从国家调遣。

第三节　病人的权利与义务

高频考点

1．病人的权利

（1）有个人隐私和尊严被保护的权利。

（2）有知情和同意权：知情指与病人疾病相关的医疗信息和资料应告知病人（及其家属）并解释。同意指对病人进行的医疗护理措施必须得到病人的同意。

（3）有平等医疗权：任何医护人员和医疗机构都不得拒绝病人的求医要求，医护人员应当平等地对待每一个病人。

（4）有获得住院时及出院后完整的医疗权。

（5）有服务的选择权、监督权。

（6）有免除一定社会责任和义务的权利。

（7）有获得赔偿的权利。

（8）请求回避权。

2．病人的义务　积极配合医疗护理，自觉遵守医院规章制度，自觉维护医院秩序，保持和恢复健康。

经典试题

护士对病人进行护理操作时，必须先向病人详细介绍操作的目的、

过程和如何配合等，在病人同意后才能继续进行，这属于病人的（E）

A. 完整医疗权 B. 疾病认知权 C. 隐私保护权

D. 请求回避权 E. 知情同意权

第二十一章　人际沟通

第一节　概　述

高频考点

1. 人际沟通的概念　人与人之间借助语言和非语言行为，进行彼此间传递信息、思想及感情的过程。

（1）语言沟通：使用语言、文字或符号进行的沟通。非语言沟通：包括面部表情、目光的接触、手势、身体的姿势、动作、气味、着装、沉默及空间、时间和物体的使用等。

（2）人际沟通在护理中的作用：连接作用、精神作用和调节作用。

2. 人际沟通的影响因素　无关人员在场时可影响沟通深度和效果。沟通者处于激动、愤怒的状态时，会出现过度反应。

经典试题

影响人际沟通的隐秘性因素是（E）

  A. 沟通场所阴暗　　　　B. 沟通者双方距离较远

  C. 沟通者一方情绪悲哀　D. 沟通者一方性格内向

  E. 沟通过程中有其他人员在场

第二节　护理工作中的人际关系

高频考点

1. 人际关系　特点为社会性、复杂性、多重性、动态性和目的性。社会性是其基本特点。

2. 影响人际关系的因素　仪表、空间距离、交往频率、相似性、互补性。

3. 护理人际关系

（1）护士与病人的关系

①护患关系：是帮助系统与被帮助系统的关系，一种专业性的互动关系，一种治疗性的工作关系。护士是护患关系后果的主要责任者。护患关系的实质是满足病人的需要。

②护患关系的基本模式

主动-被动型：特点是"护士为病人做治疗"，模式关系的原型为母亲与婴儿的关系。主要适用于不能表达主观意愿、不能与护士进行沟通交流的病人，如神志不清、休克、痴呆及某些精神病病人。

指导-合作型：特点是"护士告诉病人应该做什么和怎么做"，模式关系的原型为母亲与儿童的关系。主要适用于急性病人和外科手术后恢复期的病人。

共同参与型：特点是"护士积极协助病人进行自我护理"，模式关系的原型为成人与成人的关系。主要适用于具有一定文化知识的慢性疾病病人。

③护患关系的发展过程：**初始期**，亦称熟悉期。此期的工作重点是建立信任关系，确认病人的需要。**工作期**，护士为病人实施治疗护理的阶段，工作重点是赢得病人的信任、取得病人的合作，最终满足病人的需要。**结束期**，工作重点是与病人共同评价护理目标的完成情况，并根据尚存的问题或可能出现的问题制定相应的对策。

④影响护患关系的主要因素：信任危机、角色模糊、责任不明、权益影响和理解差异。

⑤护士的角色：照顾者、决策者、计划者、沟通者、管理及协调者、促进康复者、教育及咨询者、代言人及保护者、研究者。

（2）护士与病人家属的关系

①影响护士与病人家属关系的主要因素：角色期望冲突；角色责任模糊；经济压力过重。

②护士在促进与病人家属关系中的作用：尊重病人家属；指导病人家属参与病人治疗、护理的过程；给予病人家

属心理支持。

（3）护士与医生的关系

①影响医护关系的主要因素：角色心理差位、角色压力过重、角色理解欠缺、角色权利争议。

②护士在促进医护关系中的作用：主动介绍专业；在相互尊重的基础上学习理解；加强双方沟通。

（4）护际关系

①影响护理管理者与护士关系的主要因素：护理管理者对护士的要求；护士对护理管理者的期望。

②护际之间的关系。影响新、老护士之间关系的主要因素：年龄、身体状况、学历、工作经历等方面的差异。影响不同学历护士之间关系的主要因素：学历、待遇的不同，产生心理上的不平衡，导致交往障碍。

③建立良好护际关系的策略：营造民主和谐的人际氛围；创造团结协作的工作环境。

经典试题

1. 在护患关系的工作期，护患关系发展的主要任务是（C）

　　A. 确定病人的护理诊断　　　　B. 与病人建立信任关系

　　C. 为病人实施治疗护理　　　　D. 确认病人的需要

　　E. 与病人共同评价护理目标的完成情况

2. 不利于保持良好护际关系的行为是（A）

　　A. 自行其是　　　　B. 相互理解　　　　C. 相互关心

　　D. 真诚合作　　　　B. 互相尊重

第三节　护理工作中的语言沟通

高频考点

1. 语言沟通的基本知识

（1）口头沟通：利用口语面对面地进行沟通。书面沟通：是用文字、图表等形式进行的沟通。

（2）护患语言沟通的原则

①**尊重性**：首要原则。

②**科学性**：确保言语内容正确、积极，坚持实事求是，客观辩证。

③**目标性**：有意识、有目标的沟通活动。

④**规范性**：表现在语义要准确、语音要清晰、语法要规范、语调要适宜、语速要适当等方面，同时，也要做到逻辑性和系统性。

⑤**真诚性**：以真心诚意对待病人，和颜悦色，使病人感到亲切。

⑥**艺术性**：根据谈话的对象、目的和情境不同，采用不同的表达方式。

2．交谈的基本概念

（1）交谈的基本类型

①**面对面交谈**：护患之间的交谈多采用这种方式。

②非面对面交谈。

③**一般性交谈**：为了解决一些个人社交或家庭问题而进行的言语交流。

④**治疗性交谈**：指为了达到解决健康问题、促进康复、减轻病痛、预防疾病等目的，医护工作者与服务对象进行的交谈。

（2）护患交谈的技巧

①**倾听要求**：目的明确；控制干扰；**目光接触：与信息发出者保持良好的目光接触，用 30%～60% 的时间注视对方的面部**；姿态投入：身体稍向前倾，表情不要过于丰富；及时反馈；判断慎重；耐心倾听；综合信息。

②**核实**：**重述**；改述；**澄清：指将对方一些模棱两可、含糊不清或不完整的陈述讲清楚，以获得更具体、更明确的信息**；归纳总结。

③**提问**：**首先是中心性原则，其次要遵循温暖性原则**。开放式提问：病人可以根据自己的观点、意见、建议和感受自由回答。闭合式提问：将问题限制在特定的范围内，病人回答问题的选择性很小。

④阐释：叙述并解释的意思。

⑤移情：站在病人的角度上来理解病人的感受，就是护患交谈中的移情。

⑥沉默：可以表达对病人意见的默许、对病人意见的保留或不认可及表达对病人的同情和支持。

⑦鼓励。

（3）护患交谈中常用语言：指导性语言、解释性语言、劝说性语言、鼓励性语言、疏导性语言、安慰性语言、暗示性语言。

（4）护患交谈的注意事项：选择恰当的交谈环境和时机；尊重理解病人以诚相待；注重非语言信息的传递。

🎖 经典试题

1．护患沟通中正确的倾听技巧是（C）

　　A．患者叙述时，护士要思考问题

　　B．避免直视患者的眼睛

　　C．用心倾听，表示对所谈话题有兴趣

　　D．避免看清对方表情

　　E．回应患者声音宜大，避免听不清楚

2．护患沟通的首要原则是（E）

　　A．治疗性　　　B．保密性　　　C．目标性

　　D．真诚性　　　E．尊重性

第四节　护理工作中的非语言沟通

🎖 高频考点

1．**非语言沟通**　特点：真实性、多义性、相似性、组合性、心理性。作用：表达情感、修饰补充、替代语言、强调目的、调节作用。

2．**护士非语言沟通的主要形式**

（1）表情：是人际沟通的有效途径。

①目光：表达沟通者微妙而复杂的思想情感。目光的作

用：表达情感，调控互动，显示关系。护士目光交流技巧：护患沟通时与病人目光接触的时间不能少于全部谈话时间的 30%，也不要超过全部谈话时间的 60%，如果是异性病人，每次目光对视时间不要超过 10 秒。

②微笑的功能：传情达意，改善关系，优化形象，促进沟通。微笑的艺术：真诚、自然、适度、适宜。

（2）触摸

①触摸的作用：有利于儿童的生长发育、有利于改善人际关系、有利于传递各种信息。

②触摸在护理工作中的应用：评估和诊断健康问题：可通过触摸病人腹部了解腹痛情况；给予心理支持；辅助疗法。

③触摸的方式及要求：根据沟通场景、沟通对象、双方关系及文化背景选择触摸方式。

（3）界域语

①亲密距离：一般为 15cm 左右，应先向病人说明原因，做出解释后才能进入。

②个人距离：一般为 50cm 左右，进行健康教育、心理咨询等的距离。

③社会距离：一般为 1.2～3.7m，对敏感病人或异性病人可以采用这种距离。

3．护士非语言沟通的基本要求　尊重病人、适度得体、因人而异。

经典试题

下列不属于非语言沟通范围的是（D）

　A．呻吟　　B．流泪　　C．微笑　　D．哑语　　E．拥抱

第五节　护理工作中的礼仪要求

高频考点

1．礼仪的基本概念

（1）礼仪：包括礼貌、礼节、仪表、仪式。

（2）平等是礼仪的核心。

2．护理礼仪　特征：规范性、强制性、综合性、适应性和可行性。

3．护士的仪表礼仪要求

（1）护士仪容礼仪要求

①面部仪容礼仪：不戴墨镜、不化浓妆。

②头发前不过眉，侧不过耳、后不过领。短发不应超过耳下3cm；男性不应留长发。

（2）护士服饰礼仪要求

①工作期间必须穿工作服，宜佩戴工作牌，整齐洁净。

②护士鞋颜色为白色或乳白色，平跟或浅坡跟、软底。袜子以肉色、浅色为宜。工作期间不宜佩戴过多饰物。

（3）护士基本行为礼仪

①坐姿：双脚可以并拢、平行，也可一前一后；只落座椅面的1/2或1/3，避免身体依靠座位的靠背。

②走姿：全身协调，匀速行进。

经典试题

当病房内的患者突然昏迷时，护士站的值班护士赶往病房的步姿应为（D）

A．快速跑步　　　B．跑步　　　C．慢步走

D．快步走　　　　E．小跑步